DOCTEUR F. DUMON

Ancien Interne des Hôpitaux de Marseille (Concours 1894)
Ancien Externe des mêmes Hôpitaux (Concours 1892)
Ancien Interne de la Clinique obstétricale et de la Maternité

Contribution à l'Étude

DE

L'ANATOMIE PATHOLOGIQUE

de la Maladie de Friedreich

A. STORCK & C\u1d49 — LYON

Contribution à l'Étude

DE

L'ANATOMIE PATHOLOGIQUE

de la Maladie de Friedreich

PAR

Le Docteur François DUMON

Ancien Interne des Hôpitaux de Marseille (Concours 1899)
Ancien Externe des mêmes Hôpitaux (Concours 1897)
Ancien Interne de la Clinique obstétricale et de la Maternité

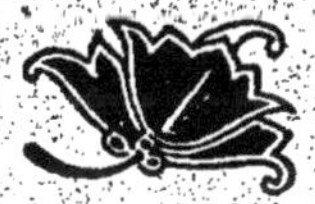

LYON

IMPRIMERIE A. STORCK ET Cie

8, Rue de la Méditerranée, 8

—

1902

A MON PÈRE ET A MA MÈRE

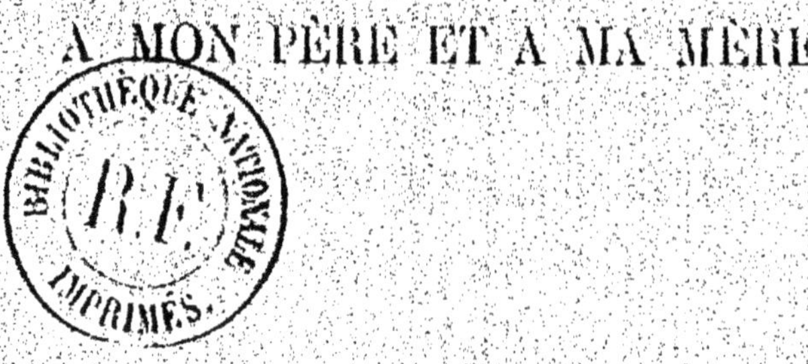

A M. le Docteur QUEIREL

PROFESSEUR DE CLINIQUE OBSTÉTRICALE ET GYNÉCOLOGIQUE

DIRECTEUR DE L'ÉCOLE DE MÉDECINE DE MARSEILLE

MEMBRE CORRESPONDANT DE L'ACADÉMIE DE MÉDECINE

ET DE LA SOCIÉTÉ DE CHIRURGIE

OFFICIER DE LA LÉGION D'HONNEUR

AVANT-PROPOS

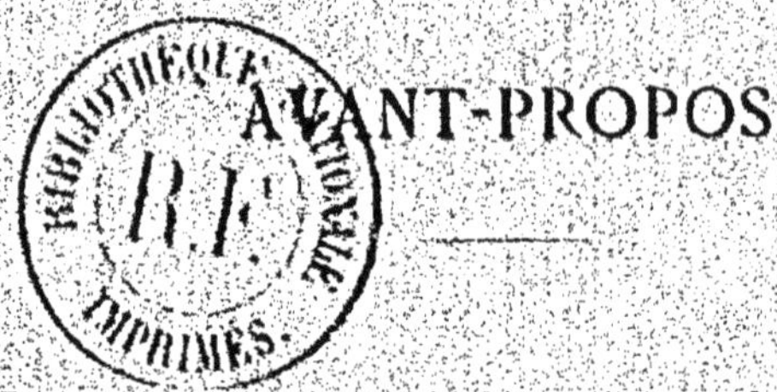

Nous avons eu l'occasion, au cours de notre internat à l'hospice de Sainte-Marguerite, de pratiquer l'autopsie et de faire l'examen histologique d'un cas de maladie de Friedreich arrivée à sa période ultime. Aussi, connaissant la rareté relative de ces observations anatomo-pathologiques, nous avons cru, sur les conseils de notre maître, M. le Dr Pagliano, médecin des Hôpitaux, pouvoir présenter comme thèse inaugurale un travail sur cette question encore obscure.

Nous n'ignorons pas que la thèse, encore récente et si bien documentée, du Dr Vincelet contient l'ensemble des travaux parus sur ce sujet, et qu'elle constitue une étude très sérieuse qui sera toujours consultée avec fruit; aussi ce modeste travail n'a-t-il pas la prétention d'apporter des résultats bien nouveaux ; il se bornera à exposer les dernières recherches parues depuis lors et à montrer ainsi à quel point se trouve actuellement un sujet encore bien controversé. Nous nous estimerions bien heureux, si, par nos efforts, nous avions pu atteindre ce but, et si nous étions arrivés, sinon à satisfaire, du moins à intéresser l'initiateur de ce travail.

Nous devons ici adresser tous nos remercîments à M. le professeur Jourdan qui a mis libéralement à notre disposition les ressources de son laboratoire. MM. les docteurs Stéphan, chef des travaux, et Olmer, préparateur d'histologie, ont bien voulu nous donner une place à leurs côtés et ne nous ont ménagé ni leurs conseils, ni leurs encouragements ; nous les prions d'agréer ici, en même temps que l'expression de notre gratitude, l'assurance de notre vive sympathie.

Et, maintenant, parvenu au terme de nos études médicales, nous ne voulons pas nous éloigner de ces hôpitaux de Marseille où nous avons vécu comme externe, puis comme interne, sans venir remercier tous les Maîtres si bons et si dévoués, dont la bienveillance et la sollicitude n'ont d'égales que la science clinique.

C'est sous la direction de M. le professeur Queirel que nous avons appris l'art des accouchements ; le séjour que nous avons fait dans son service n'a fait qu'augmenter l'intérêt que nous présentait cette étude ; et nous ne pourrons oublier les leçons de notre maître distingué dont la haute valeur scientifique est si universellement connue. Qu'il daigne accepter ici et nos plus vifs remercîments pour l'accueil bienveillant que nous avons toujours trouvé auprès de lui, et l'hommage de notre respectueux dévouement.

Nous devons assurer de notre profonde estime MM. les docteurs Vidal, Michel, Pluyette, Brun, chirurgiens des Hôpitaux, dont nous avons été soit l'externe, soit l'interne ; MM. les professeurs Alezais,

Arnaud (F.), d'Astros, Combalat, Delanglade, Nep-
reu, Oddo, Roux de Brignoles, pour les bonnes leçons
que nous en avons reçues.

Nous remercions bien vivement M. le Dr Boy-
Tessier, médecin des Hôpitaux, de nous avoir facilité
l'étude des maladies du cœur et nous nous félicitons
d'avoir été son interne à deux reprises différentes.

Notre reconnaissance est acquise à M. le docteur
Pagliano qui nous a engagé à présenter ce travail et
nous a fourni des notes intéressantes; à M. le professeur agrégé Boinet, toujours plein de dévouement
pour ses élèves, qui nous a prodigué les conseils dont
nous avions besoin.

Enfin nous ne saurions oublier tous nos camarades,
nos collègues d'internat, ces amis sûrs et dévoués,
auprès desquels nous avons passé de si bonnes années
dans les hôpitaux; nous les assurons ici de notre bien
vive amitié et leur exprimons tout le regret que nous
éprouvons à nous séparer d'eux.

M. le professeur Lépine nous a fait le grand
honneur d'accepter la présidence de notre thèse, nous
le prions de recevoir l'hommage de notre profonde
gratitude.

HISTORIQUE (1)

C'est en 1861 au congrès de Spire, que Friedreich présenta les six premiers cas de cette maladie, observations qu'il rattachait alors à l'ataxie locomotrice. Deux ans après, 1863, il fit paraître son mémoire sur la « dégénérescence atrophique des cordons postérieurs de la moelle » et les discussions auxquelles donnèrent lieu les idées de Friedreich furent vives, les uns faisant, avec lui, rentrer la nouvelle maladie dans le cadre de l'ataxie locomotrice, les autres la rapprochant de la sclérose en plaques. — En 1876, Friedreich rapporta dans deux mémoires successifs cinq nouvelles observations, dont deux avec autopsie et bientôt, de nouveaux cas sont publiés et se multiplient un peu partout : la thèse de Carré en 1882 sur le tabes, contient un cas pris pour la maladie de Duchenne ; la même année Brousse (3), dans son travail inaugural, affirme l'autonomie de l'affection et propose de la désigner sous le nom de maladie de

(1) Les chiffres entre parenthèses, renvoient aux numéros correspondants de l'index bibliographique.

Friedreich qu'elle garde actuellement, Charcot en 1884 présente pour la première fois, en France, cette maladie dans une leçon clinique, et depuis les travaux se succèdent et les observations deviennent de plus en plus nombreuses : Joffroy, Gilles de la Tourette, thèse remarquable de Soca, 1888 (19), le mémoire de Crozer Griffith, 1889, la revue de Ladame 1898, et les leçons de P. Marie, 1892, où la maladie de Friedreich est considérée comme une entité morbide, autonome, caractérisée par une dégénération primitive, systématique de certains faisceaux de la moelle épinière. Nous ne chercherons pas à rappeler toutes les étapes qu'a parcourues successivement la maladie de Friedreich ; après toutes les études que nous venons d'énumérer, et les thèses plus récentes de Ribel 1894, Bonnus 1898, enfin celle de Vincelet 1900, tout exposé historique de ce genre nous ferait tomber dans des redites inutiles ; il suffira de consulter ces travaux antérieurs pour connaître et les noms des auteurs qui se sont occupés de cette singulière affection et les recherches auxquelles elle a donné lieu.

Nous nous bornerons à citer les travaux les plus récents : Amouroux (59), en 1898, présente comme travail inaugural, un essai sur l'étiologie et la pathogénie de la maladie de Friedreich ; Wickel (61) en 1900, publie la relation d'un nouveau cas de cette même maladie ; la même année, Graziani (63) de Naples, fait paraître une étude intéressante et Pearce et Swan (62), l'observation d'un cas mortel qui n'a pu malheureusement être suivi d'autopsie ; nous ajou-

terons, à la même époque, le cas de Monacelli (65)et
la thèse si documentée de Vincelet (64), sur l'anatomie pathologique de la maladie de Friedreich, travail sérieux, contenant l'analyse de toutes les autopsies antérieures, les discussions sur leur authencité,
et qui nous a bien facilité notre tâche. Enfin, dans
ces derniers mois, nous avons vu paraître successivement les études de Kopczynski (66), Schœnborn (68),
Biro (70), une observation de Hunter (67), et la thèse
inaugurale de Pritzsche (69) rapportant deux nouveaux cas s'étant accompagnés d'idiotie. Tout récemment (juillet 1901) MM. Philippe et Oberthür, ont
présenté à la Société de Neurologie, deux observations de maladie de Friedreich, suivies d'autopsie
avec examen histologique très complet.

Mais, malgré la multiplicité des observations, ces
autopsies demeurent toujours rares : on le compren-
dra aisément si l'on réfléchit, qu'ayant affaire à une
affection déjà peu fréquente en elle-même et dont la
durée se chiffre par des années, les décès passent
souvent inaperçus, les malades étant rarement suivis
jusque-là.

Nous plaçant ici, surtout au point de vue anatomo-
pathologique, nous avons résumé en un tableau les
nécropsies avec examen histologique, réunies dans
la thèse de Vincelet ; mais nous exposerons, avec
plus de détails, les nouvelles recherches anatomo-
pathologiques, parues depuis quelques mois et qui
n'ont pas été réunies dans un travail d'ensemble.

ÉTIOLOGIE

Hérédité. — C'est bien là le fait qui impressionne le plus l'observateur ; la maladie de Friedreich est, avant tout, une affection familiale, c'est-à-dire qu'elle frappe plusieurs membres d'une même famille. L'hérédité, très rarement similaire, se manifeste presque toujours en ligne collatérale (frères et sœurs) ; il en était ainsi pour le malade qui fait l'objet de notre observation (un frère aîné était mort de la même maladie) ; la famille Blatson, dont Rutimeyer rapporte l'histoire, avait offert neuf malades à l'observation du savant allemand ; dans la famille Vitielli, observée par Vizioli (*Giornale di Neuropathol.*, 1885), tous les enfants étaient ataxiques ; la famille Wood-cock, citée par Ormerod, (Brain 1888), comptait sept malades sur huit enfants ; Surmont a rapporté cinq cas; Goodhart, en 1888, un nombre égal et Burr, en 1897, quatre cas observés dans une même famille. Les exemples, comme on le voit, sont loin de faire défaut ; il est beaucoup plus rare de voir les malades qui en sont atteints engendrer des descendants qui sont pris à leur tour, mais le fait n'est pas impossible.

Enfin, comme le fait remarquer Amouroux, dans sa thèse (5.), le caractère familial de la maladie peut manquer et les observations de cas uniques, solitaires sont assez nombreux, en France surtout; mais, remarquons ici que, dans de pareils cas, les frères ou sœurs du malade, restés indemnes présentent toutefois des accidents nerveux de nature variable et plus ou moins graves : c'est un fait intéressant à retenir.

Sexe. — Le sexe masculin serait un peu plus frappé que le féminin (68 .es contre 47, Soca) contrairement à l'opinion prem... .e de Friedreich.

Âge. — C'est dans l'enfance, bien plus encore qu'à la puberté que se montrent les premiers symptômes de la maladie de Friedreich ; sur 76 cas, Soca, dans sa thèse, a trouvé que, dans les deux tiers, elle s'était manifestée avant 14 ans ; après 16, son apparition serait très rare ; enfin, fait curieux, signalé encore par Soca, tous les membres d'une même famille qui doivent être pris le sont à peu près au même âge.

Nous devons ajouter, toutefois, que si l'éclosion des phénomènes morbides s'observe presque toujours dans les premières années de la vie, on a pu relever quelques cas d'apparition tardive ; Bonnus en a pu observer deux chez lesquels l'affection a débuté à 25 et 21 ans et, faisant alors des recherches sur cette manifestation tardive d'une maladie du premier âge, il a pu réunir, dans sa thèse une douzaine d'observations analogues où l'apparition des symptômes cliniques s'était montrée entre 19 et 24 ans. « La cause de ce début tardif, dit-il, semble résider dans le degré peu accusé de la débilité congénitale de certains systèmes spinaux. Ces cas ne diffèrent pas, d'ailleurs, au double point de vue anatomique et clinique de la maladie de Friedreich vulgaire ».

Antécédents pathologiques. — A côté de cette double influence de l'âge et de l'hérédité peut-on faire une place aux antécédents pathologiques, soit du sujet lui-même, soit plutôt de ses ascendants ? La question est encore fort obscure et, si l'on a incriminé telle ou telle maladie, il n'est pas possible, à l'heure actuelle, d'en déduire des règles précises.

C'est ainsi que la syphilis héréditaire, l'alcoolisme ont été tour à tour invoqués et l'on a pu les voir inscrits en tête de quelques observations, mais il n'est pas prouvé que leur rôle ait été bien important. La recherche des tares névropathiques a permis de retrouver, dans certains cas, différentes affections nerveuses dans la famille des malades : le tabès dorsal (de Sâ, 1888) (16), la sclérose latérale amyotrophique (Ormerod) (17), l'épilepsie et la démence (Brown (30), mais toutes ces tares, fort variables d'un cas à l'autre, n'ont pas grande signification.

Maladies infectieuses. — Enfin on a vu plusieurs fois la maladie de Friedreich se développer à la suite d'une maladie infectieuse ; c'est ainsi que Petit a vu, chez un sujet sans antécédents nerveux héréditaires la maladie de Friedreich suivre l'évolution de la rougeole (*Journal de Clin. et de Thérap. infantiles,* Paris, 1898) et Variot a observé un cas analogue où les symptômes de la maladie nerveuse s'étaient montrés à la suite d'une coqueluche (même journal, 1898) ;

dans les deux observations de MM. Philippe et Oberthür, que nous rapportons plus loin, on relève encore
l'influence manifeste d'une maladie infectieuse :
syphilis dans le premier cas et, chez le second malade,
infections ganglionnaires multiples et troubles gastro-
intestinaux ayant duré longtemps. Dans ces cas,
comme le dit Amouroux (thèse *loc. cit.*), et c'est
l'opinion de P. Marie, il est probable que l'hérédité,
plus ou moins directe, plus ou moins lointaine, est pri-
mordiale. Elle crée la prédisposition, mais la maladie
infectieuse ne fait que favoriser le début, ou elle
aggrave les symptômes, si la maladie existait déjà.
L'hérédité est la cause efficiente, l'infection, la cause
occasionnelle.

SYMPTOMATOLOGIE

Ladame définit la maladie de Friedreich au point de vue symptomatique : « une incoordination lente et progressive des quatre membres datant de l'enfance et attaquant plusieurs personnes de la même famille, commençant par les jambes et envahissant le tronc et les bras, finalement la langue, le larynx et les yeux, n'amenant pas de troubles sensitifs ni d'anomalies oculo-pupillaires, ni de douleurs fulgurantes, ni de paralysie des sphincters ». Comme on le voit par cette définition, les troubles moteurs sont en première place dans la maladie de Friedreich, c'est donc par eux que nous commencerons la description symptomatique.

I. — Troubles moteurs

A. — TROUBLES DE LA MARCHE. — Les troubles de la marche ne se révèlent au début que par une simple faiblesse des jambes, une fatigue insolite ; les jambes se dérobent fréquemment et la répétition des chutes que le malade attribue à la faiblesse musculaire est le premier symptôme qui attire son attention ; peu à peu ces phénomènes s'accroissent et finissent par devenir constants, se montrant alors même que le malade n'a fait aucun exercice.

A la période d'état, la maladie ayant atteint un assez grand développement, les troubles de la marche sont caractéristiques : l'allure du malade est tout à fait singulière. Il s'avance lourdement, les jambes écartées, titubant, décrivant des zigs-zags comme un ivrogne, c'est en somme, la démarche observée dans les lésions cérébelleuses, mais comme l'ataxique aussi il lance brusquement les jambes en avant et en dehors, il talonne : d'où le nom de démarche tabéto-cérébelleuse que lui a donnée Charcot.

De plus, pendant la marche, il est fréquent de voir les malades présenter une oscillation de la tête assez analogue à celle de la sclérose en plaques, oscillations soit latérales, soit d'avant en arrière (mouvements de salutation). Enfin Lépine (51) a décrit à propos d'un cas de maladie de Friedreich un nouveau symptôme qui n'avait pas été signalé comme rentrant dans le cadre de cette maladie : la propulsion en avant.

B. Troubles de la Station. — Lorsque la maladie a atteint son apogée, ces troubles de la station sont des plus nets et absolument typiques : le malade éprouve les plus grandes difficultés à se tenir immobile dans la position verticale ; il ne peut maintenir son équilibre qu'en écartant les jambes et en changeant sans cesse ses pieds de place ; en

même temps le corps et la tête sont animés d'une
série de mouvements de « salutation » plus ou moins
marqués suivant les sujets. Cette impossibilité pour
le malade de se tenir debout sans déplacer ses pieds
a reçu de Friedreich le nom d' « ataxie statique ».

Le signe de Romberg n'est généralement pas
constaté ; on sait que, dans ses communications,
Friedreich avait insisté sur ce fait que la suppression
du contrôle de la vue n'augmentait pas l'incoordination motrice de ses malades, et c'est là un des faits
qui l'amenèrent à considérer comme inexacte la description magistrale que Duchenne avait faite du
tabes dorsalis.

C. Troubles moteurs des membres supérieurs.
— a) *Ataxie.* — Peu marquée au début et ne révé-
lant sa présence que dans l'accomplissement d'actes
exigeant de la précision, elle ne tarde pas à se compléter et prendre également une allure toute particulière : la main qui veut saisir un objet, d'abord
hésitante, décrit des mouvements de latéralité et
plane au dessus (Carre) pendant quelques instants,
puis fond sur lui comme un oiseau de proie, pendant
que les doigts se serrent convulsivement sur l'objet
saisi.

b) *Tremblement.* — A cette incoordination
s'ajoute un certain degré de tremblement, tremblement intentionnel très analogue à celui de la sclérose
en plaques.

c) *Mouvements choréiformes.* — On constate
encore des secousses des ailes du nez, des lèvres, des

grimaces, des battements des paupières, des mouvements choréiformes, brusques, gesticulatoires ou athétoïdes ainsi que les a décrits Chauffard (45).

Soca a désigné ces secousses brusques des muscles de la face sous le nom de *nystagmus de la face*.

Nous devons ajouter que les auteurs ne sont pas d'accord pour admettre l'existence de phénomènes paralytiques chez les hérédo-ataxiques, il est cependant probable que ces phénomènes, quoique peu accentués, ne font pourtant pas défaut.

D. Troubles de la parole. — Enfin nous terminerons par les troubles moteurs d'un ordre tout particulier : la *dysarthrie*. La parole est lente, paresseuse, inégale, certains mots sont prononcés plus vite que d'autres. Pour employer l'expression de P. Marie, cette parole ressemble à la démarche cérébelleuse, elle titube. L'articulation est indistincte et un peu scandée ; en outre la voix est assez nettement bitonale.

II. — Troubles sensitifs.

A. L'intégrité de la sensibilité dans la maladie de Friedreich est un des caractères que l'on a voulu considérer comme à peu près constants dans cette affection, et lorsque on a observé des troubles sensitifs dans des cas, fort rares du reste, ils étaient très peu accusés et ne pouvaient nullement être comparés à ceux que l'on observe dans la maladie de Duchenne.

Déjerine (27) a pourtant publié deux cas de l'affection qui nous occupe avec troubles de la sensibilité et douleurs fulgurantes aussi intenses, aussi marquées que dans l'ataxie locomotrice ordinaire. Le complexus symptomatique de ces deux malades réalisait assez bien, ces anomalies mises à part, le tableau clinique de la maladie de Friedreich.

B. La présence d'autres troubles sensitifs (anesthésies diverses) est fort discutée par tous les auteurs. Soca pense, cependant, que l'anesthésie pourrait être souvent constatée, si on prenait la peine de la rechercher minutieusement; les deux malades présentés par Déjerine à la Société de Biologie avaient des troubles de la sensibilité objective indéniables.

D'autres fois on observe une hémi-anesthésie complète; mais ici, ainsi que l'ont démontré Gilles de la Tourette, P. Blocq, un autre facteur intervient: l'hystérie, qui s'associe à la maladie de Friedreich, de même qu'elle le fait souvent à la sclérose en plaques ou au tabès.

C. Même incertitude au sujet de la conservation ou de l'absence du sens musculaire; il est probable, pourtant, que si ce sens est altéré il ne l'est certainement que fort peu; le signe de Romberg, comme nous l'avons dit plus haut, est très rarement constaté; et si l'on voit le malade osciller les yeux fermés, pourquoi, comme le fait remarquer justement Charcot, ne pas invoquer les mouvements choréiformes plutôt que la perte du sens musculaire.

III. — Troubles des réflexes.

Les réflexes tendineux (principalement le réflexe patellaire) sont abolis; quelquefois seulement un peu diminués (observation de Clarke, avec autopsie); quelques auteurs les auraient vus exagérés, mais on doit tenir leurs observations pour douteuses.

Les réflexes cutanés sont normaux.

IV. — Troubles cérébraux.

On a noté de la céphalalgie prenant souvent la forme de migraines, des vertiges revenant par accès ou continus, état vertigineux permanent qui complique singulièrement la marche et la station déjà si compromises chez ces pauvres malades.

L'intelligence, qui semble bien affaiblie au premier abord, est loin, pourtant, d'être aussi atteinte que pourrait le faire présumer l'aspect des malades ; soigneusement examinés, on ne tarde pas à se convaincre que ceux-ci sont bien susceptibles d'instruction et que leur capacité intellectuelle correspond à peu près à la moyenne des individus du même âge. Nolan (50) a toutefois signalé trois cas de maladie de Friedreich associés à de l'idiotie congénitale et, tout récemment Pritzsche (69) a publié le cas de deux sœurs atteintes de cette même affection et présentant également de l'idiotie. En outre Vincelet, dans une de ses observations, avait noté du délire de la persécution à la période terminale ; malgré tout, ces

faits doivent être tenus pour rares, et l'on peut dire
que les troubles intellectuels sont, ici, d'observation
bien peu fréquente.

V. — Troubles des organes des sens.

Les organes des sens ne sont pas atteints dans la
maladie de Friedreich, du moins intrinsèquement.

Le goût, l'ouïe, l'odorat sont absolument normaux.

Les fonctions visuelles s'exécutent normalement
aussi ; le nerf optique est intact ; les réactions de la
pupille sont normales : ni mydriase, ni myosis, ni
signe d'Argyll-Robertson. Mais la musculature de
l'œil est intéressée et il est facile d'étudier, là, un
symptôme constant de la maladie de Friedreich :
le nystagmus ; comme l'ont bien vu tous les auteurs,
le sens des oscillations du globe oculaire est transversal, c'est donc un nystagmus horizontal. Comme
le nystagmus de la sclérose en plaques, dont il offre,
du reste, presque tous les caractères, il est surtout
intentionnel ; à peine prononcé à l'état de repos, il
s'exagère et devient des plus nets lorsque le malade
regarde un objet, surtout s'il le fixe avec attention,
ou s'il fait un effort avec la vue pour apercevoir un
objet éloigné. C'est là, toutefois, un symptôme tardif,
ne se montrant guère qu'à la période d'état.

Les ophtalmoplégies avec ou sans diplopie ont été
vues, mais sont très rares.

Enfin, nous devons ajouter que si la vision présente, en général, une intégrité absolue, elle peut
exceptionnellement présenter des altérations, témoin

le cas de L.épine où la sensation de brouillard devant
les yeux, qu'accusait le malade, bien que passagère,
semblait indiquer que l'appareil de la vision n'était
pas absolument normal.

VI. — Troubles trophiques et vaso-moteurs.

Les troubles vaso-moteurs font, en général, défaut ;
Friedreich avait pourtant signalé de l'œdème chez
un de ses malades.

Les troubles trophiques sont plus constants et
présentent des caractères tout particuliers.

C'est d'abord un *pied-bot*, d'une nature toute spéciale, se montrant dès les premières périodes de la
maladie ; nous ne pouvons mieux faire que d'en
emprunter la description à P. Marie qui l'a bien
observé. « Le pied est plus court que chez les sujets
sains, l'avant-pied est large, tout l'organe prend un
aspect tassé dans le sens antéro-postérieur ; si l'on
examine le pied de profil, on constate qu'il est creux à
sa face plantaire, tandis que sa face dorsale présente
une saillie exagérée ; en outre, les orteils revêtent la
forme en griffe, par suite de leur position en extension forcée ; malgré cela ils sont susceptibles encore
d'un degré assez marqué d'extension volontaire, et
ils se trouvent véritablement en hyperextension, prenant, comme on l'a dit, un aspect analogue à celui
des orteils chez les athétosiques. Ces déformations
sont bilatérales et disparaissent en partie dans la
station debout ».

On relève encore une *scoliose* assez prononcée,

mais ne se montrant d'ordinaire qu'à une période tardive de la maladie ; elle ne diffère en rien de la scoliose ordinaire, si ce n'est qu'elle se montre, chez les malades, à un âge où elle est d'observation rare.

Scoliose et pied-bot existaient chez le malade qui fait l'objet de notre observation.

Enfin, l'*atrophie musculaire* a été également signalée dans quelques cas (Joffray) ; dans les deux observations de Déjerine (*loc. cit*) elle se limitait aux segments périphériques des membres.

VII. — Troubles génito-urinaires.

Rien de bien net du côté de la fonction urinaire ; on n'aurait relevé que de l'incontinence d'urine.

Quant à l'appareil génital il demeurait à peu près indemne, jamais d'impuissance chez l'homme, tout au plus un retard dans l'apparition de l'instinct sexuel ou des règles chez la femme.

VIII.—Appareils digestif, circulatoire, etc.

Enfin, il nous reste à noter, pour compléter le tableau symptomatique, que, du côté des voies digestives, on a observé de la gêne de la déglutition, due probablement à une paralysie des muscles du voile du palais ou du pharynx, et, du côté du cœur, des lésions valvulaires d'origine congénitale, lésions qu'il est intéressant de rapprocher des lésions médullaires dues probablement à des altérations de développement comme nous le verrons plus loin.

En terminant l'étude de la symptomatologie de l'ataxie héréditaire, il nous semble utile de rappeler l'énumération des symptômes les plus importants de cette affection, énumération présentée par Soca dans sa thèse et qu'il dénomme *série de Friedreich*.

I. — Démarche titubante et ataxique (symptôme de premier ordre).

II. — Mouvements spontanés (symptômes très importants).

III. — Pied-bot spécial (symptôme de premier ordre).

IV. — Scoliose (bon symptôme).

V. — Nystagmus avec vue intacte. Pas de paralysies oculaires ; réactions papillaires normales.

VI. — Troubles de la parole (symptôme de premier ordre).

VII. — Abolition des réflexes tendineux.

VIII. — Absence habituelle de douleurs de toute sorte, et surtout de douleurs fulgurantes.

IX. — Intégrité habituelle de la vessie et des fonctions urinaires.

X. — Début dans l'enfance et caractère familial de la maladie.

DIAGNOSTIC

« Sans être l'ataxie locomotrice, ni la sclérose en plaques, déclare Charcot, ni une combinaison de ces deux maladies, la maladie de Friedreich emprunte à la première l'incoordination motrice et l'absence des réflexes rotuliens, à la seconde le nystagmus et l'embarras de la parole. Mais elle diffère à la fois de l'une et de l'autre par ses autres symptômes, par l'étiologie, par son mode d'évolution, par son pronostic. Le sujet atteint de maladie de Friedreich appartient par sa tête à la sclérose en plaques, et par les parties inférieures de son corps au tabes. »

Nombreux sont donc les signes qui la distinguent de l'une et de l'autre de ces deux maladies : si l'on examine soigneusement la marche des malades, on s'aperçoit bientôt qu'elle diffère par plus d'un point de l'allure des tabétiques; chez ces derniers, c'est surtout de l'incoordination, chez les autres de la titubation cérébelleuse; dans l'ataxie les troubles de la sensibilité et des organes des sens sont des plus nets; ils sont très rares ou à peine marqués dans la maladie de Friedreich; les mouvements choréiformes si fréquents dans cette dernière affection ne s'observent presque jamais dans le tabes. Il n'est pas jusqu'au nystagmus, au caractère nettement héréditaire et familial de la maladie de Friedreich, à la scoliose et au pied-bot, d'une part, et aux troubles viscéraux et trophiques cutanés ou articulaires de la maladie de Duchenne qui ne contribuent à séparer distinctement ces deux affections.

Sclérose en plaques et maladie de Friedreich. — Nous ne relevons comme signes communs que le nystagmus, le tremblement et la titubation, encore que ces différents symptômes sont loin d'être identiques dans les deux cas ; dans la sclérose en plaques le tremblement est plus marqué, le nystagmus à secousses moins amples peut se faire dans tous les sens (il est surtout horizontal dans la maladie de Friedreich) ; en outre, la démarche est plutôt cérébello-spasmodique dans la sclérose en plaques, tandis qu'elle est surtout cérébello-ataxique dans l'autre affection. Enfin, absence d'hérédité, troubles cérébraux compliqués d'accidents bulbaires, troubles visuels, absence d'ataxie, exagération des réflexes, troubles de l'intelligence, autant de signes qui permettront de distinguer cliniquement la sclérose en plaques de l'ataxie héréditaire.

Avec la *chorée de Sydenham* il n'y a en somme de commun, comme le fait remarquer Marie, que l'instabilité choréiforme et le jeune âge des sujets ; tous les autres symptômes étant différents, il est inutile d'insister longuement sur ce diagnostic.

Le *tabes combiné*, qui se caractérise cliniquement

par l'association des symptômes du tabes et du tableau de la sclérose latérale appelle encore un diagnostic différentiel, et Soca y insiste dans sa thèse; diagnostic d'autant plus légitime que la maladie de Friedreich se systématise anatomiquement comme ce dernier dans les cordons postérieurs et les cordons latéraux; mais le tabes combiné n'est pas une maladie familiale, il ne s'observe pas dans l'enfance, enfin son tableau clinique se résume aux signes du tabes auxquels viennent se joindre des phénomènes paréso-spasmodiques et l'exagération des réflexes tendineux.

La *sclérose cérébrale avec athétose double* a bien comme la maladie de Friedreich des troubles moteurs dans les membres inférieurs et supérieurs, au repos et dans les mouvements volontaires; c'est également une affection de l'enfance, dans laquelle les douleurs font défaut et les sphincters sont sauvegardés; il n'y a pas de signe de Romberg.

Par contre, la démarche est plutôt parétique ou spasmodique qu'incoordonnée; les réflexes sont conservés ou exagérés; la dysarthrie, le nystagmus font défaut, et d'autre part, on note des crises convulsives et des troubles intellectuels qui ne font pas partie du tableau clinique de la maladie de Friedreich.

La *chorée chronique ou maladie d'Huntington* s'en rapproche par son caractère familial, sa chronicité, son incurabilité; mais elle en diffère par son début dans l'âge adulte ou la vieillesse, le caractère nettement choréiforme des mouvements anormaux qui cessent sous l'influence de la volonté, enfin les troubles mentaux à peu près constants qui l'accompagnent.

Nous dirons encore que l'*hystérie* peut simuler la maladie de Friedreich ou coïncider avec elle, mais l'absence de caractère familial, la marche de l'évolution morbide, les stigmates hystériques, etc... l'en séparent nettement.

Enfin, nous terminerons par un diagnostic des plus intéressants au double point de vue anatomique et clinique : la distinction entre la maladie de Friedreich et une affection familiale dont P. Marie, le premier, a donné une étude d'ensemble et qu'il a dénommée en 1893 *hérédo-ataxie cérébelleuse*. Laissant de côté les différences anatomo-pathologiques, nous ne nous efforcerons, pour l'instant, que de présenter les analogies et les différences cliniques. Comme dans la maladie de Friedreich, on relève ici l'influence de l'hérédité, elle porte même souvent sur plusieurs générations ; la station est difficile, il y a de la démarche titubante, du pseudo-tremblement des membres supérieurs, des troubles de la parole, des secousses nystagmiformes.

Les différences sont nombreuses aussi, mais nous verrons qu'elles ne sont pas aussi nettement tranchées qu'on pourrait le croire dès l'abord. La présence de phénomènes spasmodiques, l'exagération des réflexes rotuliens, excluent l'idée de la maladie type Friedreich de même que le clonus, ou la simple conservation des réflexes. Mais il est admis, d'autre part, que le réflexe rotulien peut ne pas être supprimé

au début de la maladie de Friedreich ; aussi conçoit-
on combien il doit être difficile de conclure en
l'absence d'autopsie. — L'hérédo-ataxie ne se
montre qu'à une époque avancée de la vie, l'âge adulte
le plus souvent ; mais nous avons vu déjà que
l'hérédo-ataxie type Friedereich peut quelquefois
débuter tardivement (Auscher-Bonnus). — Les
troubles visuels spéciaux aux types Marie ne sont
malheureusement pas constants ; par contre, il peut
y avoir des paralysies oculaires dans la maladie de
Friedreich ; la scoliose a été observée dans l'hérédo-
ataxie, mais les auteurs discutent encore sur l'existence possible du pied-bot.

On voit, en résumé, qu'il est des cas où le tableau
clinique se réduit de part et d'autre à l'ataxie cérébelleuse généralisée, et ne diffère que par le plus ou
moins d'intensité des réflexes rotuliens. De sorte que
ces deux affections, si bien séparées nosographique-
ment, présentent dans la pratique de nombreux types
de transition, types que nous retrouverons plus loin
en comparant les lésions anatomiques de l'une et
de l'autre.

ÉVOLUTION ET PRONOSTIC

Soca distingue dans l'évolution de la maladie une période d'état, et une période d'impotence fonctionnelle. Brousse, avant lui, en avait distingué une troisième, la période d'invasion.

Les symptômes les premiers en date sont les troubles de la démarche et l'abolition des réflexes rotuliens. Nous avons vu que plus tard se montraient la scoliose et le pied-bot. L'ataxie progresse peu à peu pour devenir complète au bout de trois à cinq ans.

Le séjour au lit ou dans la chaise, sans fracas, sans accidents, monotone, interminable, voilà ce qui caractérise la deuxième période (Soca).

La durée de la maladie est souvent très longue ; elle a été de 28 ans pour le malade qui fait l'objet de notre observation.

La marche est lente, mais *inexorablement* progressive et sa terminaison, toujours fatale, survient soit par suite des seuls progrès de la maladie (comme c'était encore le cas pour notre malade), soit plus souvent par suite d'une affection intercurrente.

ANATOMIE PATHOLOGIQUE

Comme le font remarquer avec justesse MM. Philippe et Oberthür dans leur récente communication à la Société de Neurologie « la maladie de Friedreich ne possède pas encore une formule anatomo-pathologique nettement définie ; depuis les premiers examens pratiqués par Schultze sur la moelle des jeunes sujets que lui livrait Friedreich, la discussion est toujours pendante entre les neuro-pathologistes et ne paraît pas près de se clore. L'accord n'est même fait ni sur la topographie des lésions médullaires, c'est-à-dire sur la place exacte et le rôle physiologique des faisceaux atteints par la dégénérescence, ni sur la nature histologique de ces mêmes dégénérescences. » La cause en est due à la rareté des autopsies avec examen histologique ; dans sa thèse récente et bien documentée, Vincelet a réuni tous les cas antérieurs qu'il considère comme certains. Ces cas sont au nombre de 18. Nous les avons résumés en un tableau que l'on trouvera plus loin ; il y ajoute cinq autres cas qu'il tient pour douteux et dont le résumé se trouve consigné également au bas de notre tableau ; nous dirons un peu plus loin pourquoi nous différons d'avis avec lui au sujet du classement de l'un de ces cas dans cette dernière catégorie.

Nous avons encore relevé pour notre part une autopsie avec examen histologique qui avait échappé aux recherches pourtant si sérieuses de Vincelet ; c'est celle de RICHARDSON. (The lesions in the cord from a case of Friedreich's or hereditary ataxia. — J. Bost. *Soc. M. Sc*, 1898-1899). On en trouvera le compte rendu plus loin.

Depuis l'apparition de cette thèse nous rappellerons les deux autopsies très soignées, récemment décrites devant la Société de Neurologie par MM. Philippe et Oberthür (Revue Neurol., octobre 1901).

Nous ajouterons enfin notre observation personnelle avec autopsie et examen histologique.

Ce qui, on le voit, porterait à vingt-deux le nombre des autopsies connues de maladie de Friedreich, autopsies de cas pouvant être considérés comme certains ; il faudrait, à notre avis, en ajouter un autre, celui d'Auscher, que Vincelet ne tient pas pour authentique. Après avoir rappelé, en effet, diverses critiques formulées par Guizetti (39) contre Auscher et ajouté que toutes ces critiques ne portent pas, cependant, conclut-il, malgré l'autorité de Déjerine, nous tenons ce cas pour douteux. Les critiques de Guizetti laissent quelques doutes dans l'esprit et il est possible d'élever quelques objections contre elles ; on peut les diviser en deux séries, celles qui s'attaquent à la partie clinique de l'observation d'Auscher, et celles qui s'attaquent à la partie anatomo-pathologique.

Au sujet de premières, plusieurs observations peuvent être présentées : l'absence d'hérédité n'est pas démonstrative, on l'a vue manquer dans un certain nombre de cas.

Le début tardif, vers l'âge de 25 ans, n'est pas exceptionnel ; nous avons déjà vu, à propos de l'étiologie que Bonnus avait consacré sa thèse à l'étude de la maladie de Friedreich à début tardif, dont il a pu réunir une douzaine d'observations.

Les douleurs fulgurantes, rares à la vérité, ne manquent pas constamment, comme l'avance Guizetti, nous n'en rapporterons pour preuve que les deux cas publiés par Déjerine, observations dont nous avons déjà parlé et où les douleurs fulgurantes étaient aussi nettes que dans le tabes.

Restent les critiques formulées à l'adresse de l'anatomie pathologique et les deux principaux reproches sont l'intégrité du faisceau cérébelleux direct et du faisceau pyramidal croisé ; mais la sclérose de ces deux faisceaux, quoique presque toujours observée, peut manquer ainsi que le reconnaît Vincelet lui-même dans sa thèse.

Nous sommes donc d'avis de ranger le cas d'Auscher, dans la série des observations certaines de maladie de Friedreich suivies d'autopsie.

Topographie des lésions.

I. — AUTOPSIE

La première chose qui frappe l'observateur à l'ouverture du canal rachidien, c'est la gracilité de la moelle épinière ; cet état tout particulier peut être constaté au premier coup d'œil car, ainsi que le fait remarquer P. Marie, le diamètre de cet organe ne dépasse pas les trois quarts ou même les deux tiers du diamètre normal. Cette gracilité de la moelle est très marquée à la région lombaire et surtout à la région dorsale, où elle atteint son maximum ; au-dessus, elle s'atténue progressivement, de sorte qu'à la partie supérieure, la moelle cervicale et le bulbe offrent à peu près les dimensions normales. La cause qui produit une telle diminution de volume demeure à peu près ignorée ; mais nombreuses ont été proposées les raisons qui prétendent en fournir une explication : disparition ou diminution de volume d'une grande quantité de fibres médullaires dans les faisceaux dégénérés, rétraction du tissu de sclérose, défaut de développement des différents faisceaux.

Le cervelet participe-t-il à cette atrophie ? La chose est discutée, mais si quelques auteurs, sans aller pourtant jusqu'à admettre les idées de Senator, qui fait de l'atrophie cérébelleuse la lésion initiale, la diminution de volume de la moelle n'étant que secondaire, veulent que dans la maladie de Friedreich, cervelet soit touché et son volume notablement réduit, il semble ressortir de toutes les autopsies publiées, qu'il est à peu près constamment intact. Ce fait sera à rapprocher des lésions constituant le substratum anatomique de l'hérédo-ataxie cérébelleuse.

Par suite de cette gracilité marquée de la moelle, le sac dural est trop grand et le liquide rachidien est souvent très considérable, mais d'apparence normale. La dure-mère a été trouvée épaissie dans un grand nombre d'observations, l'arachnoïde et la pie-mère épaissies également, mais vers la région lombaire ; les vaisseaux méningés gorgés de sang ; enfin, dans un certain nombre de cas, les méninges se sont montrées normales.

Sur une coupe, les cordons postérieurs de la moelle se montrent souvent gris et translucides ; même apparence des cordons latéraux ; les racines postérieures sont plus petites que normalement ; les racines antérieures sont normales ; cet aspect de la moelle à l'œil nu se trouve relaté dans presque toutes les observations.

Le cerveau ne présente aucune altération visible à l'œil nu.

II. — EXAMEN HISTOLOGIQUE

1° *Cordons postérieurs.* — Les faisceaux les plus altérés sont les faisceaux de Goll ; ils sont sclérosés dans toute leur hauteur, depuis la région sacrée jusqu'à leur terminaison dans le bulbe. Quant aux faisceaux de Burdach, ils sont altérés également dans toute leur hauteur mais, avec une intensité variable suivant les régions ; le maximum des altéra-

tions est à la région lombaire; elles vont ensuite en
diminuant à mesure que l'on s'élève dans la moelle.
Cette atténuation des lésions est très marquée lorsqu'on atteint la région cervicale; enfin la dégénérescence cesse lorsqu'on arrive aux parties inférieures du bulbe.

La partie la plus externe de ces faisceaux, la zone
correspondant aux bandelettes externes de Pierret,
est, en général, peu altérée, ou, en tous cas, beaucoup moins que la région interne.

2° **Cordons antéro-latéraux.** — A) Faisceau
cérébelleux direct. — Bien que la lésion de ce
faisceau n'ait pas été constatée dans quelques observations, on peut considérer sa dégénérescence
comme de règle dans la maladie de Friedreich; elle
débute à l'origine même du faisceau, c'est-à-dire au
niveau de la région dorsale inférieure; très marquée
en ce point, elle va en s'atténuant vers les parties
inférieures du bulbe, hauteur à laquelle on ne
trouve plus qu'un petit nombre de fibres nerveuses
démyélinisées.

B) Faisceau de Gowers. — Les altérations de ce
faisceau ont été vues bien souvent; on voit, nettement
indiqué, dans nombre d'observations, que les lésions
dépassent en avant le territoire du faisceau cérébelleux direct, atteignent la région occupée par le faisceau de Gowers, et M. P. Marie pense qu'on doit
tenir cette lésion pour constante dans la maladie de
Friedrich parvenue à un certain degré.

C) Faisceau pyramidal croisé. — La grande majorité des auteurs indique une lésion certaine des faisceaux pyramidaux croisés; et pourtant, l'existence de cette dégénérescence n'a pas été sans soulever de vives discussions; on rappela d'abord les autopsies des premier cas de Friedreich ne relatant aucune altération dans cette zone; mais il est permis de se demander quel degré de confiance on peut accorder à ces autopsies pratiquées à une époque déjà ancienne et où la technique histologique était encore bien rudimentaire.

Plus tard, P. Marie (Leçons sur les maladies de la moelle, 1892) s'élève contre l'idée d'attribuer aux faisceaux pyramidaux croisés, la zone de dégénérescence observée dans les cordons latéraux. « La plupart des auteurs, dit-il, donnent ces lésions des faisceaux latéraux comme portant sur les faisceaux pyramidaux croisés; j'avoue, Messieurs, qu'il m'est difficile de partager leur opinion. Je conviens que ces lésions siègent dans le territoire des faisceaux pyramidaux croisés, mais j'hésite à admettre que les fibres altérées soient celles du faisceau pyramidal.

« Vous savez en effet, Messieurs, que, dans le territoire de ces faisceaux, existent différentes variétés morphologiques de fibres (fibres grosses, fibres fines); il n'y a rien d'étonnant à ce que ces fibres aient une origine différente et la preuve en est que, dans les cas de lésions les plus étendues du système pyramidal, on trouve cependant en plein milieu de la zone occupée par ce système, un certain nombre de fibres tout à fait intactes. Dans la maladie de Friedreich voici sur quelles raisons je me base pour soutenir que les fibres atteintes n'appartiennent pas au faisceau pyramidal croisé : 1° La lésion du faisceau latéral diminue considérablement, de bas en haut jusqu'au niveau de la partie inférieure du bulbe, ce qui n'est guère le propre des altérations du faisceau pyramidal ; 2° Sur une coupe transversale de la moelle, la localisation de la lésion du faisceau latéral ne correspond pas exactement à celle qu'aurait l'altération du faisceau pyramidal ; elle est située un peu plus en dehors que celle-ci. 3° Rien dans le tableau clinique ne rappelle les symptômes qui accompagnent, d'une façon constante, les altérations du faisceau pyramidal.

« Mais si ce n'est pas le faisceau pyramidal qui est atteint, quelles sont donc, m'objecterez-vous, les fibres dont la lésion donne lieu à cette sclérose du faisceau latéral? Il m'est difficile de répondre d'une façon tout à fait catégorique à cette question, mais cependant je crois pouvoir présumer qu'il s'agit là de fibres dépendant du système des faisceaux cérébelleux directs et antéro-latéraux de Gowers et reliant ceux-ci ».

Mais ces idées de Marie n'ont pas été acceptées par tous les auteurs; dans plusieurs observations, en effet, on notait une démyélinisation trop accusée partout, pour qu'on puisse voir, dans cette sclérose, la disparition des seules fibres étrangères au cordon pyramidal. Quant à la critique adressée au faisceau pyramidal croisé de dégénérer de bas en haut, à l'inverse de toutes les altérations de ce faisceau, ne peut-on faire observer que la maladie de Friedreich est une maladie d'évolution, résultant d'une altération dans le développement de la moelle épinière ; que, par suite, on peut concevoir que la dégénération du faisceau pyramidal ne suive pas la même marche que lorsque ce faisceau est séparé de son centre trophique, à la suite d'une hémorrhagie de la capsule interne, par exemple.

3. *Zone marginale de Lissauer*. — Les auteurs n'ont pu encore se mettre d'accord pour reconnaître ou nier l'existence constante d'altérations de la zone de Lissauer ; Rütimeyer et Ladame n'ont trouvé aucune lésion. Letulle et Vaquez, Blocq et Marinesco en ont vu des plus nettes, mais limitées exclusivement à la région lombaire ; les régions dorsale et cervicale ne révélaient aucune espèce d'altération. On admettra qu'il soit difficile de se former une opinion en présence de ces discussions toujours ouvertes ; pourtant si l'on consulte les autopsies antérieures, il sera possible de voir signalées dans la grande majorité d'entre elles, des lésions de la zone de Lissauer ; on peut donc avec P. Marie et Vincelet tenir ces altérations pour très fréquentes.

4° *Cordons antérieurs*. — La dégénérescence de ces cordons et plus particulièrement du faisceau pyramidal direct n'était pas signalée dans les premières observations ; pourtant, quelques auteurs l'ont constatée depuis ; lorsqu'elle existe, cette dégénérescence débute à la région dorsale inférieure, atteint son maximum à la région dorsale moyenne, et persiste jusqu'au bulbe. Le faisceau de Türck était atteint chez le malade qui fait l'objet de notre observation, mais d'un seul côté seulement ; nous reviendrons plus loin sur cette dégénérescence asymétrique.

5° *Substance grise.*— A) COLONNES DE CLARKE. — Clarke a été le seul de tous les auteurs qui n'ait trouvé aucune altération dans les colonnes de même nom ; en réalité on doit considérer leurs lésions comme étant la règle dans la maladie de Friedreich, elle est citée par tous les observateurs et avec une précision qui ne laisse aucune place au doute; les altérations constatées ici sont de deux sortes : d'une part, ainsi que l'a montré Lissances dans le tabes, le réticulum des fibres nerveuses, ordinairement très abondant dans les colonnes de Clarke, disparaît presque entièrement ; d'autre part, leurs cellules à l'inverse de ce qui est noté dans l'ataxie locomotrice, sont en moins grand nombre, plus petites et ont perdu en général leurs prolongements ; ce qui permet d'expliquer la dégénération des fibres des cordons cérébelleux directs et de Gowers dont ces cellules constituent les centres trophiques.

B) CORNES POSTÉRIEURES. — Sont en général atrophiées et rétractées ; leurs cellules sont notablement diminuées de nombre ; on a parfois de la difficulté à trouver deux ou trois cellules ratatinées à la base de la corne postérieure ; les trabécules de la substance spongieuse sont souvent épaissies.

C) CORNES ANTÉRIEURES. — Sont saines la plupart du temps; mais quelques auteurs (Friedreich, Rütimeyer), les ont trouvées altérées ; lésions consistant en atrophie de ces cornes, diminution de nombre et de volume des grosses cellules nerveuses qu'elles contiennent ; on aurait là, évidemment, une explication de l'atrophie musculaire observée dans quelques cas par la clinique.

D) CANAL DE L'ÉPENDYME. — Ses lésions sont encore de règle dans la maladie de Friedreich ; très marquées, il n'est pas d'observations où elles ne soient citées ; mais s'il est constamment altéré, la la nature même de ces lésions varie avec chaque cas ; tantôt bifide, tantôt déjeté latéralement, tantôt obstrué, on le voit souvent entouré d'une zone de tissu conjonctif dense, véritable sclérose péri-ependymaire ; il est donc bien difficile d'attribuer un caractère spécial à l'une quelconque de ces lésions, prise isolément, dans la maladie de Friedreich ; il est plus probable que la présence de ces diverses altérations est l'indice de vices de développement.

Enfin, on a relevé çà et là, dans quelques observations, diverses lésions bizarres trahissant bien encore une altération de développement ; nous ne citerons que la présence de canaux creusés dans la substance grise ; tantôt deux canaux situés latéralement, tantôt un seul canal près de l'ependyme.

6º *Méninges spinales*. — Il est difficile d'asseoir une opinion bien établie sur l'état de ces enveloppes médullaires ; tandis, en effet, que certains auteurs n'ont observé aucune lésion, d'autres les signalent comme manifestement épaissies. En tous cas, il

semble à peu près acquis que, lorsque cet épaississement des méninges existe, il est surtout marqué au
niveau des cordons postérieurs.

7° **Racines rachidiennes.** — A) RACINES ANTÉ-
RIEURES. — N'ont montré aucune ulcération dans
toutes les autopsies publiées.

B) RACINES POSTÉRIEURES. — A l'inverse des précédentes leur lésion est toujours notée dans la maladie
de Friedreich ; mais si l'existence de ces altérations
n'est plus discutée, les auteurs ne sont pas d'accord
sur l'intensité qu'elles présentent ; quelques-uns
(Letulle et Vaquez) les considèrent comme peu
atteintes ; et c'est dans le degré peu avancé de ces
lésions des racines postérieures que Déjerine (*Comptes
rendus Société de Biologie*, Paris, 1890) a voulu voir
une des causes probables de l'intégrité de la sensibilité dans la maladie de Friedreich ; dans le tabès vrai,
dit-il, les lésions des racines sont toujours propor-
tionnelles à celles des cordons postérieurs ; ce paral-
lélisme fait défaut dans la maladie de Friedreich ;
mais Blocq et Marinesco (*Ibid.*, 1890, *et Arch. de
Neurol.*, 1890), ne partagent pas cette manière de
voir et prétendent que dans la majorité des cas les
racines postérieures sont aussi lésées que dans le
tabès.

8° **Ganglions spinaux.** — Blocq et Marinesco,
Schultze, ayant examiné les ganglions rachidiens de
leurs malades les ont trouvés normaux ; mais d'autres
examens pratiqués depuis ont révélé un certain
nombre d'altérations ; diminution de volume de ces

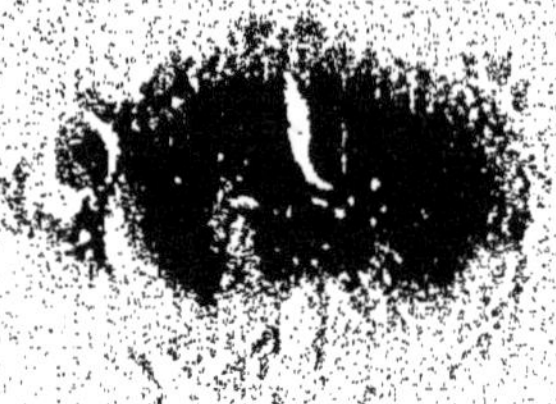

Fig. 1 — Région lombaire

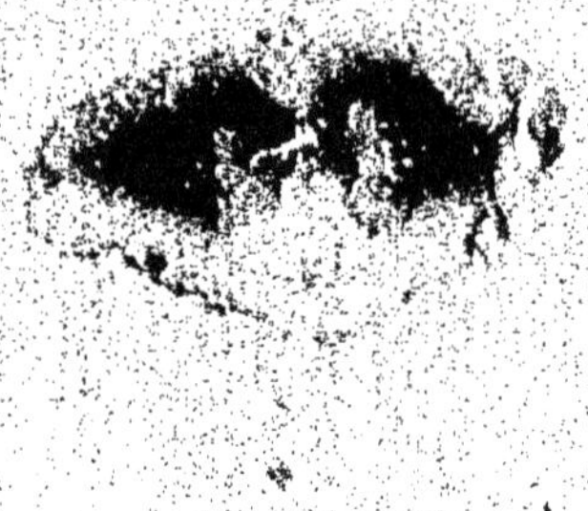

Fig. 2 — Région Dorso-moyenne

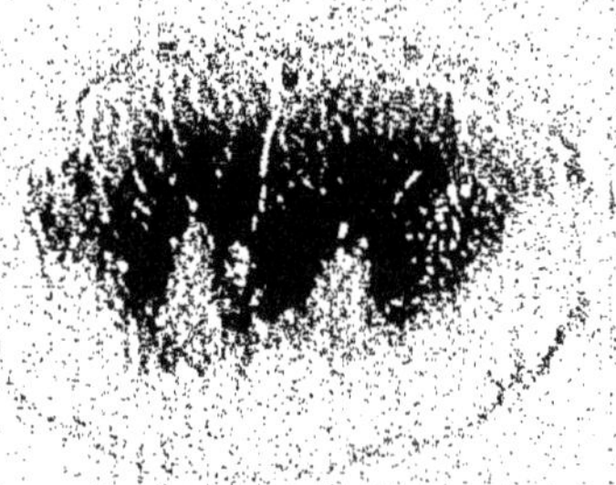

Fig. 3 — Région Cervicale

ganglions, épaississement de leur capsule fibreuse ; fibres longitudinales et fibres transversales amincies ; vaisseaux dilatés ; enfin altérations cellulaires marquées, consistant en une diminution du nombre des grosses cellules nerveuses, et leur infiltration pigmentaire près du noyau.

9° **Nerfs périphériques.** — L'examen des nerfs périphériques dans la maladie de Friedreich a été pratiqué pour la première fois par Auscher (1890) ; les nerfs ne présentaient pas de lésions dégénératives. A côté de fibres à myéline de calibre ordinaire, il existait beaucoup de fines fibres à myéline pâle et à segment inter-annulaire court ; mais, fait intéressant, on notait la présence d'un nombre considérable de tubes nerveux sans myéline, véritables tubes nerveux embryonnaires ; il s'agissait donc, ainsi que l'a bien fait remarquer Auscher, d'une lésion évolutive, bien plus que d'une lésion pathologique.

Dans d'autres cas on a signalé l'épaississement du périnèvre, et la multiplication des noyaux de l'endonèvre ; les vasa nervorum étaient modérément congestionnés, les artères épaissies, enfin les fibres nerveuses très notablement amincies.

BULBE

L'intégrité absolue du bulbe n'a été relevée que dans deux autopsies, l'une de Schultze, l'autre de Newton-Pitt. Tous les autres examens histologiques publiés ont signalé des lésions bulbaires plus ou moins marquées ; mais ces lésions sont en général limitées au bulbe inférieur ; au-dessus de la région moyenne des olives les altérations dégénératives sont peu nettes, quand elles existent. Nous étudierons dans une vue d'ensemble les lésions observées le plus souvent, sur plusieurs coupes pratiquées : à la partie inférieure de l'entrecroisement des pyramides, au niveau de l'extrémité inférieure des olives, à la partie moyenne de la région olivaire.

Sur la première de ces coupes (*partie inférieure de la décussation*) on constate que la sclérose des faisceaux de Goll et de Burdach observée dans toute la hauteur de la moelle persiste encore ; toutefois le faisceau de Burdach est de moins en moins altéré. Les faisceaux pyramidaux (croisés ou non) présentent un grand nombre de fibres dégénérées, mais on note en outre, la présence d'un bon nombre de fibres saines. Le faisceau cérébelleux direct est encore atteint ; le faisceau de Gowers ne donne encore qu'une coloration assez pâle. La substance grise est à peu près normale, tout au plus relève-t-on une légère atteinte des cornes postérieures.

Au niveau de l'extrémité inférieure des olives les seules zones dégénérées que l'on puisse apercevoir sont la portion motrice et la portion sensitive des pyramides ; tout le reste de la coupe peut êtrᵉ considéré comme normal : raphé, noyau juxta-olivaire antéro-interne, olives, fibres arciformes, etc.

A la région olivaire moyenne : diminution encore plus nette des lésions précédemment notées ; si les fibres dégénérées persistent encore dans les pyramides antérieures, les pyramides postérieures contiennent un très grand nombre de fibres saines. Les olives sont à peu près normales; quelques auteurs ont relevé, pourtant, une diminution de nombre de leurs cellules nerveuses.

PROTUBÉRANCE ANNULAIRE. — La seule lésion observée ici est une dégénérescence peu marquée des fibres du faisceau pyramidal ; toutes les autres parties sont absolument saines.

CERVELET. — Aucune altération de cet organe n'a été observée dans les autopsies de maladie de Friedreich typique ; nous devons pourtant faire une exception pour le cas de Clarke où l'on trouva une tumeur touchant à la protubérance et comprimant la moitié droite du cervelet : les parties comprimées par la tumeur étaient détruites, mais tout le reste de l'organe était normal.

Cette intégrité des hémisphères cérébelleux est intéressante à souligner ici ; nous aurons l'occasion d'y revenir un peu plus loin en comparant l'anatomie pathologique de la maladie de Friedreich et de l'hérédo-ataxie cérébelleuse.

CERVEAU. — Le cerveau a été intact dans toutes les observations : noyaux gris centraux, zones corticales motrices, cellules pyramidales ne présentent aucune altération.

NATURE HISTOLOGIQUE DES LÉSIONS.

Jusqu'en 1890, comme l'a bien fait remarquer Déjerine, c'est bien plus par la topographie des lésions que par les caractères histologiques propres à ces dernières que les différentes scléroses de la moelle épinière se distinguent des unes des autres. On y retrouve, en effet, toujours à un degré plus ou moins prononcé les signes de l'inflammation interstitielle des centres nerveux marchant de pair avec des altérations des vaisseaux.

Les auteurs avaient bien cherché à se rendre compte de la structure de ce tissu de sclérose dans les diverses maladies de la moelle, notamment dans celle qui fait l'objet de la présente étude, ils avaient même fort bien observé et décrit l'aspect tout spécial que ce tissu présente dans notre cas particulier, mais ils n'en continuaient pas moins à considérer comme identique la sclérose du tabes et celle de la maladie de Friedreich.

Voici en effet ce que Friedreich écrivait dans son célèbre travail de 1863 : « Quant à la nature histologique de la dégénérescence des cordons postérieurs on trouve partout, où existait l'aspect grisâtre déjà décrit, la même altération des tissus. Le microscope montra à la place des fibres nerveuses, un tissu conjonctf très mince à fibres fines, parallèles à l'axe de la moelle. »

En 1887, Newton Pitt décrit un aspect analogue : « il a vu des faisceaux de fibres longues plissées transversalement ; de là l'apparence anormale que présentent les cordons postérieurs sur une coupe transversale car les fibres se portent dans toutes les directions, sont souvent coupées obliquement et semblent souvent s'entrecroiser au niveau du sillon médian postérieur. »

Et Rütimyer écrit sur le même sujet : « Il s'agit

d'un tissu conjonctif fibrillaire, ondulé, assez riche en noyaux, qui dans les parties altérées a pris laplace des fibres nerveuses, et qui, par dissociation, se laisse décomposer en fibrilles conjonctives fines, cassantes, formant un feutrage peu serré. Nulle part on ne peut constater une ectasie vasculaire ou un épaississement des travées conjonctives que la première envoie dans la moelle. »

On ne saurait mieux décrire, on le voit, la sclérose *ondulée* aux fibres disposées en *tourbillons* telle que nous la montrent les cordons postérieurs dans la maladie de Friedreich, et pourtant Rütimeyer conclut : « dans ces cas les lésions histologiques sont absolument semblables à celles qu'on observe dans le tabes ordinaire » L'observation était bonne (les recherches ultérieures n'y ont ajouté que des points de détail) mais l'interprétation laissait à désirer.

En 1890 la question est reprise ; les auteurs ne modifient pas la description des lésions, telle que l'avaient présentée Rütimeyer et ceux qui l'avaient précédé, mais proposent une interprétation différente : c'est après la publication par MM. Letulle, et Vaquez d'un cas de maladie de Friedreich suivi d'autopsie que Déjerine en collaboration avec Letulle émet l'avis que dans la maladie de Friedreich il s'agit d'une altération tout à fait particulière, « d'une sclérose névrolgique pure, la seule sclérose de ce genre connue jusqu'ici. »

Pour démontrer leur théorie, ces auteurs insistaient sur les faits suivants : l'aspect des cordons postérieurs rappelle absolument les tourbillons de nature névroglique décrits par Chaslin, dans l'écorce cérébrale des épileptiques ; de plus, si l'on recherche quel est l'état des travées que la pie mère envoie dans l'intérieur des cordons postérieurs, on constate qu'elles sont indemnes d'altération. Quant aux vaisseaux radiés qui partent de cette membrane pour pencher dans les cordons, ils ne présentent pas non plus de lésions nettes, leur calibre est normal, leurs parois ne sont pas nettement épaissies.

Mais la sclérose n'existe avec ces caractères que dans les cordons postérieurs ; dans les cordons antéro-latéraux (faisceau cérébelleux direct, faisceau pyramidal croisé, faisceau de Gowers), la disposition en tourbillon ne s'observe pas, les travées pie-mériennes sont épaissies et il y a des lésions vasculaires. La maladie de Friedreich se caractérisait donc d'après Déjerine et Letulle, par une sclérose névroglique pure, une gliose des cordons postérieurs et une sclérose commune, à la fois conjonctive et vasculaire des cordons antéro-latéraux.

Cette théorie était facile pour séduire, car elle permettait de fournir une explication sur la pathogénie de la maladie de Friedreich ; la névroglie est, en effet, d'origine ectodermique, et si l'on considère la maladie de Friedreich comme étant une maladie d'évolution, une affection se rattachant à des vices de développement de la moelle épinière, il suffira pour expliquer son apparition, de supposer une anomalie dans le point du feuillet externe du blastoderme, aux dépens duquel se formera la moelle épinière.

Mais l'opinion de Déjerine ne tarda pas à être battue en brèche par nombre de neurologues et d'anatomo-pathologistes ; ce furent surtout MM. Blocq et Marinesco qui élevèrent des critiques sur chacun des points avancés par Déjerine, et sur lequels il basait sa gliose des cordons postérieurs : 1° Les lésions vasculaires peuvent manquer, disent-ils, mais on ne peut faire de cette intégrité une règle absolue dans la maladie de Friedreich, et les altérations vasculaires sont parfois tellement accusées, que Newton Pitt a voulu décrire une forme vasculaire de la maladie de Friedreich ; 2° De même les tractus pie-mériens ont été vus épaissis dans quelques autopsies ; 3° Enfin l'aspect ondulé, tourbillonnant des cordons postérieurs serait, c'est l'opinion de Marie, susceptible d'une autre interprétation : ce serait là, dit-il, le fait de scléroses très anciennes, survenues pendant la période de développement des centres nerveux.

De plus, si la méthode de Malassez, la méthode de Weigert pour la coloration de la névroglie révèlent la présence de la névroglie, dans la sclérose de la maladie de Friedreich, elles en décèlent tout autant dans les autres scléroses médullaires. Weigert a même dit que, dans la sclérose en plaques, la prolifération de la névroglie était bien plus marquée que dans la maladie de Friedreich.

En résumé, on se trouvait donc ramené à la conception d'une sclérose commune.

Quelque temps après (1893), Senator de Berlin propose une nouvelle théorie sur la nature et surtout l'origine des lésions qui nous occupent ; pour lui le syndrome de Friedreich et le substratum anatomique qui lui correspond seraient sous la dépendance d'un arrêt de développement de partie, ou de la totalité du cervelet. Avant lui, Hammonth, puis Menzel avaient émis une opinion analogu· La question n'est pas suffisamment élucidée ; ce qui est certain, c'est que le cervelet n'est pas toujours indemne. Auscher l'a trouvé participant à l'atrophie générale des centres nerveux, mais sans lésions microscopiques.

Le professeur Senator (1) fait remarquer que son hypothèse est justifiée et par des observations et par des expériences : les observations qu'il apporte à l'appui de sa thèse sont l'une de Menzel, l'autre de Nonne. Dans l'observation de Menzel, (2) il fut trouvé à l'autopsie une atrophie marquée du cervelet jointe aux lésions typiques de la maladie de Friedreich (dégénérescence des cordons postérieurs, des faisceaux cérébelleux directs et de Gowers, des colonnes de Clarke, etc.).

Dans l'observation de Nonne, (3) l'atrophie du cervelet marchait de pair avec l'atrophie de la moelle, mais on ne retrouva pas cette sclérose typique combinée.

Senator invoque, en outre, les expériences de Marchi : de ces expériences il résulte que la des-

(1) *Berliner Klin, Wochenschrift*, 1853, n° 21 p. 483.
(2) *Arch. für Psychiatrie*, 1891, t. XXII, p. 160.
(3) *Ibid.*, p. 283.

truction du cervelet entraîne la dégénérescence des cordons antéro-latéraux, de la partie antérieure du faisceau cérébelleux direct et d'un certain nombre de fibres des faisceaux pyramidaux.

Mais ici encore, les critiques ne manquèrent pas; et Schultze (Erœterung auf den zweiten Artikel von Senator über hereditare ataxie. — *Berliner Klin Wochenschrift*, 1834, XXXI, 760-761), qui a cherché à réfuter la théorie de Senator, s'est efforcé de démontrer que les observations présentées, comme preuve de ses arguments, n'appartenaient pas à la maladie de Friedreich, mais bien à l'hérédo-ataxie cérébelleuse. Les réflexes patellaires étaient, en effet, conservés et les malades présentaient des phénomènes spasmodiques, tous faits ne faisant pas partie du tableau clinique de l'ataxie héréditaire, type Friedreich. On peut encore objecter que les seules lésions constatées étaient la diminution de volume et de poids de l'organe, lésions bien peu importantes, si on les compare aux altérations histologiques qui faisaient précisément défaut. De plus, si l'atrophie du cervelet était la lésion initiale de la maladie de Friedreich, on devrait la rencontrer en tête de toutes les autopsies de cette maladie, comme une lésion constante, et non seulement dans quelques cas isolés; or, les seules lésions constatées de la maladie de Friedreich sont les lésions médullaires.

Il faut reconnaître aujourd'hui le bien fondé des observations de Schultze, les cas de Menzel et de Nonne sont rangés à l'heure actuelle dans l'hérédo-ataxie cérébelleuse.

5 D

Ajoutons toutefois, que même en l'absence de lésions cérébelleuses, on est en droit de supposer que les lésions médullaires en sont l'équivalent au point de vue symptomatique. Il suffit en effet, de faire intervenir dans la pathogénie du syndrome cérébelleux, les lésions des fibres spinales qui remontent jusqu'au cervelet. Admettons que cette lésion supprime le courant nerveux centripète, dont les incitations à la surface du cervelet sont nécessaires aux fonctions de l'équilibre, et nous aurons une explication du syndrome, aussi satisfaisante que si la lésion s'était primitivement développée dans le cervelet lui-même.

Sans aller aussi loin que Senator, il nous paraît donc impossible de se refuser à admettre que si le cervelet n'est pas toujours lésé, du moins, il est toujours troublé dans son fonctionnement.

LES AUTOPSIES RÉCENTES DE MALADIE DE FRIEDREICH. — Les quatre autopsies que nous rapportons plus loin, nous présentent à un point de vue général, l'ensemble des lésions de la maladie de Friedreich, telles que nous les avons décrites plus haut ; mais on y remarque en outre, quelques points spéciaux qui, bien que déjà observés, tranchent sur le tableau peut-être un peu schématique que nous avons tracé.

Dégénérescences des cordons postérieurs, des faisceaux de Goll et de Burdach, du faisceau cérébelleux direct, pyramidal croisé, du faisceau de Gowers ; cornes postérieures atrophiées, toutes ces lésions ne diffèrent en rien et comme topographie et comme répartition de ce que nous avons déjà dit.

Mais dans chacune d'elles, on constate de plus, certaines lésions qui ne sont plus d'observation aussi fréquente ; on relève dans toutes les observations, une dégénérescence marquée des racines postérieures avec intégrité des racines antérieures ; les lésions de ces racines postérieures dans les observations I, II, III, sont exactement au prorata de celles des cordons postérieurs, fait qui irait à l'encontre de l'opinion de Déjerine exposée plus haut. Toutes les observations rapportent une dégénérescence des faisceaux pyramidaux directs, dégénérescence qui, vue maintes fois déjà n'en était pas moins considérée comme peu fréquente dans la maladie de Friedreich ; il est curieux que semblable lésion se soit retrouvée dans quatre autopsies consécutives. Dans notre observation personnelle, la dégénérescence du faisceau pyramidal direct ou faisceau de Türck ne s'observait que dans une seule des moitiés de la moelle ; nous avons dû probablement avoir affaire à une moelle asymétrique dans laquelle la décussation des pyramides au niveau du bulbe a dû, d'un côté se faire d'une façon complète ; les fibres du faisceau pyramidal de ce côté, passant toutes du côts opposé, pour aller former le faisceau pyramidal croisé, le faisceau de Türck n'existe pas.

Dans les cordons antéro-latéraux, les zones dégénérées indiquent nettement outre la place du faisceau de Gowers, celle du faisceau pyramidal croisé ; et l'aspect qu'offre cette dégénérescence dans les observations II, III, IV et sur nos coupes ne permet pas d'accepter ici les idées de Marie que nous avons précédemment exposées; la dégénérescence y est, en effet, trop accusée, la démyélinisation trop complète pour que l'on puisse soutenir avec apparence de raison que les fibres du faisceau pyramidal ne sont pas atteintes et que les fibres lésées appartiennent au système des faisceaux cérébelleux direct et antéro-latéraux de Gowers.

NATURE HISTOLOGIQUE. — Dans les quatre autopsies que nous avons réunies on trouve dans les cordons postérieurs sur toute la hauteur une hyperplasie névroglique dense; cette sclérose conforme au type classique se montre aussi au sein de la substance grise postérieure, sur toute la hauteur de la colonne de Clarke. Une semblable sclérose s'observe également dans les racines postérieures. Cette hyperplasie consiste en un feutrage diffus, très végétant, plus riche en fibres qu'en cellules; les fibres sont de tout calibre; néanmoins celles d'un gros calibre sont les plus nombreuses et elles se juxtaposent en faisceaux ondulés formant alors des *tourbillons* autour des vaisseaux. En certains points la coupe présente un aspect réticulé dû à ce que les fibrilles de la névroglie se présentent en coupe transversale.

L'épendyme est proliféré, non seulement dans la moelle mais jusque sur le plancher du quatrième ventricule.

Enfin dans notre observation personnelle, nous avons trouvé, au niveau des cordons postérieurs, une disposition particulière que nous n'avons pas encore vue signalée. Cette disposition est la sui-

vante : les cordons postérieurs sont dégénérés en
totalité : mais leur partie antérieure, à partir de
la zone cornu-commissurale jusqu'à une ligne fictive
transversale, passant à peu près à hauteur du
centre ovale de Flechsig, présente une sclérose
dense, différant notablement d'aspect de la sclérose
qui occupe le reste, soit la partie postérieure des
cordons postérieurs. C'est en ce point seulement
de sclérose dense que l'on peut observer les tourbillons de fibrilles névrogliques dans toute leur
netteté.

Les parois des vaisseaux sont généralement
épaissies et leur calibre est souvent rétréci ; mais
cet épaississement porte plutôt sur la paroi externe
que sur la tunique interne. Les lésions vasculaires
s'observent surtout dans les cordons postérieurs
et les méninges dans l'observation II ; elles sont
visibles aussi au même niveau dans l'observation I
mais la prédominance est ici au profit des cordons
antéro-latéraux. Les travées conjonctives émanées
des méninges qui pénètrent la moelle au niveau
des septa et accompagnent les vaisseaux subissent
des modifications analogues à celles de la névroglie ;
la sclérose est donc conjonctivo-névroglique. Nous
devons toutefois reconnaître que dans cette sclérose
des cordons postérieurs et antéro-latéraux la névroglie occupe une place bien prépondérante, surtout
au niveau des cordons postérieurs, le tissu conjonctif
n'existant qu'en faible quantité. (Il est bien entendu
que la réaction de Malassez pour la névroglie,
absence de modification après addition d'acide acé-

tique, a été pratiquée). Si donc l'on ne retrouve pas dans les autopsies récentes que nous rapportons la sclérose névroglique pure des cordons postérieurs telle que l'axaient décrite MM. Déjerine et Letulle, on y constate cependant une sclérose à la fois conjonctive et névroglique mais avec prédominance très marquée de cette dernière substance dans les cordons postérieurs.

Notre observation personnelle a été la seule à mentionner l'examen histologique des ganglions rachidiens : les lésions relevées étaient du reste fort peu importantes : dilatation des vaisseaux, dépôt de pigment dans les grandes cellules nerveuses de ces ganglions, telles étaient les seules modifications au type normal.

Enfin sans vouloir revenir ici sur les théories de Senator, nous nous bornerons à souligner l'intégrité absolue du cervelet et du cerveau, constatée dans ces quatre autopsies.

OBSERVATION I
(l'ersonnelle)

Le nommé B... Paul-Xavier est entré le 28 août 1886, à l'hôpital de la Conception où il a été admis salle Saint-Paul, n° 16. Il est âgé, en ce moment de 23 ans.

Dans ses *antécédents héréditaires*, deux points seulement sont à signaler, 1° il est né de parents âgés ; son père avait 57 ans et sa mère 43 ans au moment de sa naissance (fait qu'il est intéressant de souligner dans l'étude d'une maladie où l'on invoque des altérations de développement) ; — 2° un frère aîné est mort de la même maladie que celle que présente actuellement notre sujet.

Antécédents personnels. — Il a été difficile d'élucider le pasé pathologique de notre malade, les renseignements qu'il pouvait fournir à ce sujet étant assez vagues. Toutefois, son enfance n'aurait pas été troublée par de fréquentes maladies. Dans son adolescence, on lui a fait souvent remarquer qu'il ne se tenait pas bien, puis, qu'il marchait mal ; et il n'a pas tardé lui-même à se rendre compte du bien-fondé de ces observations : les faux pas se répètent assez souvent et les chutes deviennent en effet fréquentes. Le malade est alors âgé d'environ quinze ans.

Etat à l'entrée à l'hôpital. — Notre sujet est un homme assez vigoureux et bien musclé, de taille moyenne. La marche est actuellement à peu près impossible et le malade est confiné au lit depuis déjà plusieurs mois. Mais les renseignements qu'il a été possible de nous procurer (et les dires du malade viennent les confirmer), nous ont permis d'apprendre que cette période d'impotence a été précédée d'une autre période pendant laquelle la marche était encore possible quoique profondément troublée : l'allure du malade rappelait alors celle d'un homme ivre ; c'était bien une titubation cérébelleuse.

L'ataxie des membres inférieurs est très marquée : si l'on commande au malade d'atteindre avec son pied la main ou un objet placé au-dessus du plan du lit, la jambe est lancée follement à droite ou à gauche, souvent à une grande distance de l'objet visé.

Cette incoordination motrice se retrouve, très nette, dans les membres supérieurs ; il n'y a pas de tremblement intentionnel vrai, tel qu'on le note dans la sclérose en plaques ; mais on observe des troubles de la préhension des objets, troubles qui ont une allure assez particulière: la main du malade plane au-dessus pendant quelques instants, puis fond brusquement sur lui et les doigts se serrent convulsivement sur l'objet saisi. A l'incoordination motrice des membres supérieurs, viennent s'ajouter des mouvements athétosiques nets. Le signe de Romberg existe.

Pas d'atrophie musculaire, les réflexes rotuliens sont abolis, ceux des membres supérieurs sont conservés.

Pas de troubles *sensitifs* ; la sensibilité tactile, à la piqûre, le sens thermique sont normaux ; il n'y a pas non plus de douleurs fulgurantes. Pas de troubles sphinctériens.

Du côté des *yeux* : on note la présence d'un nystagmus.

Enfin, l'intelligence est intacte, mais la parole est déjà bien altérée ; l'émission des mots est difficile, lente, inégale ; l'articulation est scandée : troubles qui sont encore aggravés par ce fait que les muscles de la face présentent des secousses brusques, le *nystagmus de la face* de Soca.

Nous ne ferons que signaler, pour l'instant, la présence de la scoliose et des pieds-bots que nous décrirons plus en détail à l'autopsie.

Évolution. — Notre sujet, après un séjour assez long à l'hôpital de la Conception, est admis le 20 novembre 1894 à l'hospice de Sainte-Marguerite où nous le retrouvons au mois de mai 1901 ; le malade, alors âgé de 38 ans est dans un état des plus misérables. L'évolution de la maladie s'est manifestée par une aggravation lente, mais continue, de l'incoordination motrice ; la parole est devenue inintelligible ; le nystagmus existe encore, mais atténué. L'intelligence est toujours intacte (15 mai 1901) ; le malade comprend bien les questions qu'on lui adresse, mais répond par une série de sons inarticulés, dans les quels on arrive parfois à deviner un mot ou deux.

La fin s'approche rapidement et le malade meurt dans la cachexie, le 20 mai 1901.

Autopsie. — L'autopsie a été pratiquée 30 heures après la mort (21 mai 1901). Nous relevons tout d'abord la présence d'une infiltration séreuse abondante dans les mailles du tissu cellulaire sous-cutané ; véritable œdème généralisé, marqué surtout au tronc et à la face, mais assez abondant encore aux membres inférieurs. Aucune lésion macroscopique dans les organes internes.

La colonne vertébrale présente deux courbures scoliotiques ;

1° Une première courbure à convexité droite de 3 centimètres de flèche et longue de 31 cent. 1/2.

2° Une deuxième courbure à convexité gauche de 2 centimètres de flèche sur une longueur de 22 cent. 1/2.

Les deux pieds sont en hyperextension ; déviation de la région plantaire en dedans, le bord externe du pied dirigé en bas, en un mot l'attitude du pied bot varus équin ; l'avant-pied est fortement tassé.

Moelle épinière. — Les méninges sont épaissies principalement à la région dorsale moyenne. La moelle est beaucoup plus petite que normalement. Cette diminution de volume porte surtout sur la région lombaire, dorsale moyenne et supérieure ; elle disparaît peu à peu en atteignant la région cervicale où elle présente les dimensions normales.

Voici du reste quels étaient les différents diamètres aux diverses régions de la moelle,

	Moelle normale.	Moelle de notre observation.
Cervicale moyenne....	14 $^{m/m}$ $\times$ 9 1/2	10 $\times$ 7 1/2
» inférieure...	11 $\times$ 8	10 $\times$ 4 1/2
Dorsale supérieure....	10 $\times$ 8	7 1/2 $\times$ 4 1/2
» moyenne.....	9 $\times$ 8 1/2	6 $\times$ 4 1/2
» inférieure....	9 1/2 $\times$ 7 1/2	4 $\times$ 6 1/2
Lombaire supérieure..	9 $\times$ 8	6 1/2 $\times$ 5 1/2
» moyenne...	10 $\times$ 9	8 1/2 $\times$ 7 1/2

Les racines antérieures étaient normales comme volume et comme coloration ; les racines postérieures, au contraire, sont grêles et surtout nettement grisâtres formant avec les premières un contraste très marqué.

A la coupe de la moelle, et avant tout durcissement on voit :

A la région lombaire une teinte gris translucide occupait toute l'étendue des cordons postérieurs et dans les cordons latéraux la zone correspondant à l'emplacement des faisceaux pyramidaux croisés.

A la région dorsale l'aspect est à peu près analogue.

Enfin, à la région cervicale, cette même coloration grise s'observe encore dans les cordons postérieurs, les faisceaux pyramidaux croisés, elle déborde un peu en dehors cette dernière zone et s'avance en pointe semblant occuper la région du faisceau cérébelleux direct ; de plus dans les cordons antérieurs et d'un côté seulement on observe cette même coloration grisâtre indice de dégénérescence.

Cervelet. — N'était pas atrophié ; forme et dimensions normales ; son poids était de 134 grammes. Incisé, la surface de section ne montre rien d'anormal ; les plis de l'arbre de vie sont bien développés.

Cerveau. — Le crâne était absolument régulier ; le diploé épais ; la dure-mère d'épaisseur normale et pas trop distendue offrait une teinte pâle anémique ; les circonvolutions moyennement développées et peut-être un peu étalées ; pas de lésions en foyer ; les grandes coupes pratiquées à travers les hémisphères n'ont montré aucune altération macroscopique dans les noyaux centraux ni dans les ventricules.

Technique. — Nous avons prélevé des fragments de cervelet, cerveau (noyaux centraux, circonvolutions motrices) ; — la moelle a été subdivisée en fragments de un centimètre de longueur environ, la dure-mère intacte en un point maintenait les divers segments dans leurs positions respectives. Tous ces organes plus le bulbe et la protubérance ont été fixés dans une solution de formol à 10 o/o pendant quatre jours ; le liquide a été alors renouvelé et les pièces sont restées encore 48 heures dans le formol ; puis, sans lavage préalable, immersion dans l'alcool à 70°.

Tous les segments de la moelle (au nombre de 25), numérotés, ont été l'objet d'une inclusion dans la celloïdine par les procédés ordinaires ; nous avons eu recours à la même technique pour nos fragments de cerveau et de cervelet.

Pour étudier la distribution des lésions nous avons employé la méthode de Weigert-Pal, modifiée par Kultschisky pour la coloration des gaines myéliniques ; les pièces ont été préalablement mordancées dans une solution d'alun de chrome et de liqueur de Müller suivant la formule de Philippe.

D'autres coupes ont subi soit la double coloration par l'hématoxyline alunée et l'éosine, soit la coloration par la même hématoxyline et le rouge de Van Gieson.

Enfin, nous avons coloré quelques préparations par la méthode de Nissl pour rechercher l'état des grandes cellules nerveuses des cornes antérieures et des cellules de la colonne de Clarke.

MOELLE ÉPINIÈRE. — TOPOGRAPHIE DES LÉSIONS.

RÉGION SACRÉE. — *Cordons postérieurs.* — Les fibres à myéline sont moins nombreuses qu'à l'état normal ; cette diminution porte surtout sur la région postérieure de ces cordons, la région antérieure est normale.

Cordons latéraux. — Le même aspect s'observe à la partie postérieure des cordons latéraux et vers leur périphérie. Tout le reste de la substance blanche est normal.

Cornes antérieures. — Normales.

Cornes postérieures. — Présentent sur les coupes traitées par le Weigert une teinte légèrement plus pâle que les cornes antérieures ; teinte due à la dégénérescence des fibres nerveuses qui la constituent.

Racines antérieures. — Normales.

Racines postérieures. — Très fortement atteintes ; on ne retrouve sur leurs coupes qu'un très petit nombre de fibres à myéline.

Canal de l'épendyme. — Obstrué par des cellules d'apparence épithélioïde ; les cellules de l'épithélium épendymaire normal n'existent plus ; enfin, autour de lui, on note la présence d'un tissu conjonctif dense, véritable sclérose péri-épendymaire.

RENFLEMENT LOMBAIRE. — Dégénérescence à peu près complète de la moitié postérieure des cordons postérieurs atteignant tous les territoires de ces cordons ; pourtant le faisceau de Burdach est peut-être un peu moins dégénéré que celui de Goll ; la moitié antérieure (allant à peu près du centre ovale de Flechsig à la zone antéro-externe de Westphal ou cornu-commissurale) possède de nombreuses fibres myéliniques se colorant par l'hématoxyline de Weigert, mais au milieu d'elles on retrouve déjà un bon nombre de fibres dégénérées ; le nombre de ces fibres est d'autant plus grand qu'on s'éloigne davantage de la zone cornu-commissurale.

Cordons latéraux. — Zone triangulaire de dégénérescence à la partie postérieure et périphérique ; ce petit triangle est à base périphérique et à sommet dirigé vers la corne postérieure.

La zone marginale de Lissauer, très altérée dans sa partie interne, l'est un peu moins dans sa partie externe.

Cordons antérieurs. — Normaux.

Cornes antérieures. — Normales.

Cornes postérieures. — Ont leurs fibres sclérosées ; les cellules nerveuses de ces cornes ont à peu près complètement disparu.

Le *canal de l'épendyme* est entièrement obstrué, il n'est plus représenté ici que par un amas de cellules ; la sclérose périépendymaire signalée dans la région précédente existe ici encore plus accusée.

Région lombaire supérieure. — *Cordons postérieurs.* — La sclérose que nous avons déjà signalée dans ces cordons se retrouve ici ; mais encore plus accusée ; la moitié antérieure qui était peu atteinte au niveau du renflement lombaire est ici à peu près complètement dégénérée ; on ne retrouve quelques fibres saines qu'au niveau de la zone cornu commissurale et dans sa partie antérieure seulement.

Cordons latéraux. — Il existe une sclérose nettement marquée occupant les territoires des faisceaux pyramidaux croisés et cérébelleux directs.

La zone marginale de Lissauer est complètement dégénérée dans sa partie interne ; comme au niveau du renflement lombaire, sa partie externe contient encore un certain nombre de fibres saines.

Cordons antérieurs. — Normaux.

Cornes antérieures. — Normales.

Cornes postérieures. — Mêmes lésions que précédemment.

Canal de l'épendyme. — Les altérations qu'il présentait dans le renflement sont encore plus complètes ; l'obstruction cellulaire persiste, l'anneau de sclérose péri-épendymaire envoie des traînées conjonctives qui dissocient les amas de cellules épithélioïdes occupant la place du canal central.

Région dorsale inférieure. — *Cordons postérieurs.* — Les lésions s'affirment de plus en plus ; nous retrouvons ici une sclérose à peu près complète des cordons postérieurs atteignant, avec une égale intensité, et le faisceau de Goll et celui de Burdach ; pourtant on peut apercevoir encore quelques fibres à myéline colorées, au niveau de la zone antéroexterne de Westphal.

Le sillon médian postérieur élargi en deux points ne peut plus être aperçu dans le reste de son parcours ; les deux cordons postérieurs (droit et gauche) semblent alors soudés intimement l'un à l'autre.

Cordons latéraux. — Même sclérose des faisceaux pyramidaux croisés et cérébelleux direct ; cette dégénérescence bien que plus nette n'est pas absolument complète, on aperçoit, en effet, dans leur étendue quelques fibres bien colorées par l'hématoxyline de Weigert.

La zone marginale de Lissauer présente encore son intégrité relative de sa partie externe.

Cordons antérieurs. — Normaux. *Cornes antérieures.* — Normales.

Cornes postérieures. — Disparition de leurs cellules nerveuses et sclérose des fibres qui la constituent.

Colonne de Clarke. — Se distingue déjà comme nettement altérée ; diminution de nombre de cellules nerveuses ; disparition presque complète et atrophie du reticulum fibrillaire qu'on y observe normalement.

RÉGION DORSALE MOYENNE. — *Cordons postérieurs.* — La dégénérescence est ici complète ; on ne retrouve plus de fibres myéliniques saines, même dans la zone cornu-commissurale ; le sillon médian postérieur ne peut plus être distingué ; le tissu de sclérose qui occupe la place des cordons postérieurs passant sans interruption d'un côté à l'autre. Toutefois la teinte jaunâtre que prennent les cordons dégénérés sur les coupes colorées par le Weigert est beaucoup plus intense et plus foncée dans leur partie antérieure ; il semble qu'en ce point le tissu conjonctif est notablement plus dense ; de plus, ce n'est qu'à ce niveau que l'on aperçoit nettement la disposition tourbillonnante des fibrilles névrogliques.

Cordons latéraux. — La sclérose occupe encore les mêmes territoires que précédemment ; mais elle est plus avancée ; toutefois dans son ensemble la dégénérescence des faisceaux pyramidaux croisés et cérébelleux direct est moins complète, dans son évolution que celle des cordons postérieurs.

La *zone marginale de Lissauer* présente encore quelques fibres saines dans sa partie externe, mais en nombre bien moins considérable.

Cordons antérieurs. — On voit apparaître une nouvelle lésion : le faisceau pyramidal direct est très nettement dégénéré, mais fait bizarre dans une seule des moitiés de la moelle ; dans la moitié correspondante ce même faisceau, ou plutôt la place qu'il doit occuper normalement est intacte.

Cornes antérieures. — Normales.

Cornes postérieures. — Mêmes lésions que précédemment.

Colonne de Clarke. — Leur lésion est encore analogue : disparition du reticulum fibrillaire, diminution de nombre des cellules nerveuses.

Le *canal de l'épendyme* est toujours représenté par un amas de cellules épithélioïdes entouré d'un anneau de sclérose.

Enfin les racines antérieures sont normales tandis que les racines postérieures sont fortement dégénérées.

Région dorsale supérieure. — *Cordons postérieurs.* — Les lésions que nous avons décrites à la région dorsale moyenne sont ici portées à leur maximum ; dans toute l'étendue des cordons postérieurs on n'observe qu'une teinte jaunâtre uniforme (à un faible grossissement), un peu plus intense pourtant à la partie antérieure. Quelques rares fibres myéliniques saines à leur partie antéro-latérale (zone cornu-commissurale).

Cordons latéraux. — La sclérose des faisceaux pyramidaux croisés et cérébelleux direct est très avancée presque aussi complète que celle des cordons postérieurs ; de plus elle déborde un peu en avant, intéressant la zone la plus postérieure du faisceau de Gowers.

La *zone marginale de Lissauer* est prise dans ses deux parties internes et externes ; cette dernière présente encore quelques rares fibres myélinisées.

Cordons antérieurs. — La dégénérescence du faisceau pyramidal direct d'un côté est encore accrue en dimensions et en intensité : en dimensions, car elle déborde en dehors, atteignant le faisceau fondamental du cordon antéro-latéral ; en intensité, car les fibres à myéline que l'on peut y observer sont très rares, le cordon antéro-latéral du côté opposé est entièrement sain.

Cornes antérieures. — Normales. — *Cornes postérieures.* — Aussi altérées. Les *colonnes de Clarke*, les *racines postérieures* présentent encore le même aspect.

En somme, on peut dire que l'ensemble des lésions observées dans notre moelle sont ici portées au maximum.

Région cervicale inférieure (renflement cervical).

Cordons postérieurs. — La sclérose des faisceaux de Goll est encore aussi intense qu'à la région dorsale et l'on ne peut y découvrir aucune fibre saine dans toute leur étendue ; le faisceau de Burdach, par contre, est lésé un peu moins profondément et on y aperçoit de nouveau quelques fibres à myéline disséminées; ces fibres sont encore plus nombreuses à la région antéro-externe de Westphal. Le sillon médian postérieur se reconnaît quelque peu nettement encore.

Cordons latéraux. — Même sclérose des faisceaux cérébelleux direct, pyramidaux croisés, et légère du faisceau de Gowers; toutefois, dans son ensemble, cette sclérose est moins intense qu'à la région dorsale supérieure.

Cordons antérieurs. — Sclérose toujours nette, unilatérale du faisceau pyramidal direct ; elle reste ici assez bien limitée à ce faisceau et ne déborde pas latéralement.

Cornes antérieures, normales. — *Cornes postérieures :* mêmes lésions, mais moins intenses. — *Colonnes de Clarke et racines postérieures* aussi altérées.

Racines antérieures, normales. — Enfin, les lésions du canal de l'épendyme sont toujours identiques.

Région cervicale moyenne. — *Cordons postérieurs.* — Les fibres saines sont de plus en plus nombreuses au niveau de la région cornu-commissurale. Le faisceau de Burdach, quoique toujours dégénéré, contient un nombre un peu plus grand de fibres myéliniques ; la sclérose du faisceau de Goll est toujours très intense. Le sillon médian postérieur n'est nettement visible que par places.

Enfin, il est à remarquer que les fibres saines qui réapparaissent dans le faisceau de Burdach et la région cornu-commissurale présentent dans les points où le tissu de sclérose est le plus épais, une disposition particulière : ces fibres, au lieu d'être coupées perpendiculairement à leur axe, sont couchées obliquement par le tissu de sclérose offrant une direction analogue à celle des tourbillons fibrillaires que l'on constate à ce niveau.

Cordons latéraux. — La dégénérescence offre toujours la même localisation, mais le nombre des fibres saines augmente de plus en plus.

La *zone de Lissauer*, altérée, a pourtant encore des fibres myéliniques dans ses deux portions interne et externe.

Cordons antérieurs. — Même atteinte du faisceau pyramidal direct d'un seul côté. Les fibres à myéline avoisinant la commissure antérieure ont reparu.

Cornes antérieures, normales ; *cornes postérieures*, *colonnes de Clarke*, *épendyme*, même lésions.

RÉGION CERVICALE SUPÉRIEURE. — *Cordons postérieurs.* — A mesure que l'on s'élève, la dégénérescence des cordons postérieurs devient de moins en moins intense. Cette diminution est toujours plus marquée au niveau de la zone antéro-externe de Westphal (cornu-commissurale) et dans le faisceau de Burdach ; le faisceau de Goll est toujours très fortement atteint, pourtant on commence à apercevoir quelques fibres saines dans sa portion antérieure.

Cordons latéraux. — L'étendue de la sclérose est toujours identique, elle semble même avoir gagné en avant dans l'aire du faisceau de Gowers, mais son intensité est notablement moindre, toute la surface altérée étant parsemée d'un nombre assez grand de fibres bien colorées par la méthode de Weigert. La limite des faisceaux dégénérés n'est pas nette,

6 D

mais ceux-ci se confondent insensiblement avec les tissus sains.

La *zone de Lissauer* est toujours dans le même état.

Cordons antérieurs. — La sclérose du faisceau pyramidal direct offre à peu près les mêmes caractères; elle déborde cependant encore un peu en dehors.

Cornes antérieures, normales.

Mêmes altérations *des cornes postérieures des colonnes de Clarke et du canal de l'épendyme.* — Les racines postérieures sont toujours très fortement dégénérées; les racines antérieures ne présentent aucune lésion.

BULBE

1° *Partie inférieure de l'entrecroisement des pyramides.* — Mêmes lésions des faisceaux de Goll et de Burdach, mais surtout des premiers.

Le sillon médian postérieur est aussi nettement visible qu'à l'état normal.

Les faisceaux pyramidaux croisés présentent un mélange de fibres saines et de fibres malades. L'aire du faisceau cérébelleux direct est très fortement dégénérée. La zone où aboutissent les faisceaux pyramidaux croisés, après la décussation pour former les pyramides, est envahie par la sclérose.

Cornes antérieures, normales. — Altérations persistantes des cornes postérieures.

Le *canal de l'épendyme* est toujours obstrué et entouré d'un anneau de sclérose péri-épendymaire qui est ici remarquablement épais.

2° *Au-dessus de l'entrecroisement.* — Les pyramides antérieures sont sclérosées. Le reticulum myélinique du noyau de Goll est assez pauvre; celui du noyau de Burdach est beaucoup moins altéré; les faisceaux qui y aboutissent, présentent encore des lésions de dégénérescence analogues à celles de leurs noyaux.

Faisceau cérébelleux direct très sclérosé. — Les lésions épendymaires persistent avec leurs caractères.

3° *Partie inférieure des olives.* — Aucune lésion dans le raphé du bulbe, le noyau juxta-olivaire antéro-interne, l'olive les fibres arciformes.

Les pyramides sont encore très nettement dégénérés.

Les noyaux de Goll et de Burdach sont encore le siège d'altérations consistant surtout en pauvreté du réseau myélinique, le premier étant toujours plus atteint que le second. Les cellules nerveuses sont encore assez nombreuses dans ces deux noyaux et ne semblent pas altérées.

Enfin, le canal de l'épendyme, ayant commencé à s'ouvrir pour former le quatrième ventricule, n'est plus obstrué ; toutefois dans sa partie profonde, on remarque encore plusieurs assises de cellules à caractère épithéloïde, vestiges de l'obstruction qui a été notée dans toute la hauteur de la moelle.

4° *Partie moyenne des olives.* — La seule altération que nous relevions ici, est une légère dégénérescence des pyramides antérieures.

PROTUBÉRANCE ANNULAIRE. — Aucune lésion à signaler : les fibres moiriées des pyramides ne présentent plus aucune trace de dégénérescence.

NATURE DU PROCESSUS

A. *Névroglie.* — Dans toute la hauteur des cordons postérieurs, on trouve une hyperplasie névroglique dense : mais l'aspect de la lésion varie suivant que l'on examine la région postérieure de ces mêmes cordons ou leur région antérieure, en avant du centre ovale de Fléchsig. Dans cette dernière partie, la prolifération névroglique affecte les caractères d'un feutrage diffus, très végétant, composé de fibrille disposées en faisceaux ondulés et formant de véritables tourbillons ; les cellules névrogliques sont parsemées dans tous ces trousseaux fibrillaires ; en certains points la coupe présente un aspect réticulé dû à la section transversale de ces mêmes fibres de la névroglie vues obliquement sur les autres points. Dans la partie postérieure l'aspect change ; la dégénérescence est toujours manifeste, la méthode de Weigert y révèle, en effet une démyélinisation complète; la sclérose existe également mais beaucoup moins dense ; il est beaucoup plus difficile de distinguer des fibrilles, disposées en faisceaux comme précédemment ; en ces points la sclérose se rapproche, en somme comme aspect de la sclérose tabétique.

La transition entre les deux zones de sclérose n'est pas brusque, mais se fait progressivement ; en allant d'avant en arrière on voit peu à peu le tissu fondamental s'éclaircir, les fibres s'effacer, en même temps que disparaît l'aspect ondulé et tourbillonnant.

Nous n'avons pas encore vu,signalée dans une autopsie de maladie de Friedreich,une semblable disposition de la sclérose des cordons postérieurs.

Dans les cordons latéraux la disposition de la sclérose en un feutrage ondulé ne s'observe plus, l'aspect général rappelle beaucoup la sclérose de l'ataxie locomotrice ; toutefois le tissu est beaucoup plus dense à la partie interne avoisinant le faisceau limitant ou faisceau de Brüce.

B. *Vaisseaux.* — *Tissu conjonctif.* — *Méninges.* — Nous avons retrouvé des lésions vasculaires dans toute l'étendue de la substance blanche de la moelle ; toutefois ces lésions sont beaucoup moins marquées dans les cordons postérieurs, très nettes dans les cordons antéro-latéraux elles consistent surtout en dilatation avec hypertrophie de la tunique externe. Nous n'avons vu nulle part d'infiltration embryonnaire autour des vaisseaux. Les travées conjonctives émanées de la pie-mère sont franchement épaissies, mais encore avec une prédominance marquée dans les cordons antéraux-latéraux ; cet épaississement existe à peine dans les cordons postérieurs Notre sclérose est donc à la fois conjonctive et névroglique, mais nettement à prédominance névroglique dans les cordons postérieurs.

Ajoutons que les méninges sont franchement épaissies,surtout au niveau des cordons postérieurs ; en ce point la dure-mère est environ deux fois plus épaisses qu'au niveau des cordons antérieurs.

C. *Lésions parenchymateuses*. — Les fibres à myéline saines que nous avons signalées dans les régions sclérosées, particulièrement au niveau de la zone cornu-commissurale, sont repliées, contournées sur elles-mêmes, subissant en un mot, les mêmes variations de direction, les mêmes ondulations que les trousseaux névrogliques qui les accompagnent.

Enfin, nous avons recherché à l'aide de la méthode de Nissl, les lésions fines des cellules nerveuses de la moelle ; les altérations que cette méthode nous a permis de déceler étaient fort peu accusées en somme ; légère diminution du nombre des cellules des cornes antérieures et peut-être un peu de chromatolyse : telles ont été les seules modifications au type normal, qu'il a été possible de constater.

D. *Ganglions rachidiens*. — Nous avons examiné les ganglions spinaux des régions lombaire et dorsale, ces ganglions étaient de volume normal et l'examen histologique ne nous a révélé que les quelques particularités suivantes : congestion et dilatation vasculaires, dépôt dans quelques-unes des grandes cellules nerveuses de petits amas de pigment brunâtre.

Cervelet. — Les coupes de cervelet que nous avons pratiquées ont été traitées ensuite par diverses méthodes de coloration : hématoxyline, éosine, hématoxyline et Van Gieson, safranine et picro-nigrosine ; méthode de Nissl ; nous n'avons observé aucune altération dans nos diverses préparations : les cellules de Purkinje ne sont pas diminuées de nombre, ont un volume normal et ne révèlent aucune altération protoplasmique par la méthode de Nissl.

Cerveau. — Les coupes de l'écorce cérébrale (zone motrice) et des noyaux centraux ont été traitées de même façon que les coupes de cervelet, et le résultat fut identique : aucune lésion histologique.

OBSERVATION II

(Philippe et Oberthür. — *Revue Neurologique*, 1901, p. 571).

Résumé clinique. — D... entre à la clinique de la Salpêtrière en juin 1857; il est en ce moment âgé de 30 ans.

Antécédents héréditaires. — Père mort à 47 ans d'une affection cardiaque sans avoir jamais présenté de phénomènes nerveux. Mère morte à 65 ans, ayant toujours joui d'une bonne santé; elle a eu treize enfants, dix sont morts en bas âge avec des convulsions et accidents cérébraux; outre le malade, il reste en vie deux sœurs sans manifestations nerveuses.

Antécédents personnels. — Né à terme : a parlé de bonne heure, mais n'a commencé à marcher qu'à l'âge de 30 mois. Pas de maladies infectieuses dans l'enfance. Dans son adolescence on lui a fait remarquer plusieurs fois qu'il ne se tenait pas droit; néanmoins il marchait et courait aussi bien que les autres.

A 20 ans, syphilis, chancre induré de la verge, roséole, plaques muqueuses; traitement mercuriel et ioduré pendant un mois seulement.

A 21 ans, réformé au Conseil de revision; ignore le motif de la réforme.

Examen à l'entrée à l'hôpital. — Homme vigoureux très musclé, d'une taille supérieure à la moyenne. Démarche très atteinte, impossible sans un appui; il s'accroche aux lits pour circuler dans la salle; la démarche est nettement tabéto-cérébelleuse; il talonne violemment, usure du soulier au talon. La tête est animée de mouvements de flexion. Membres supérieurs très incoordonnés, difficultés pour la préhension des objets, sans tremblement intentionnel vrai. D... ne peut se tenir debout les yeux fermés; signe de Romberg très net.

Sensibilité. — Au tact, à la piqûre, sensibilité thermique, normale.

Douleurs *lancinantes*, en éclairs, dans les genoux et les pieds.

Pas d'atrophie musculaire, réflexes patellaires abolis, ceux du membre supérieur sont conservés.

Yeux : myosis à droite, avec névrite optique au début ; pas de nystagmus vrai ; secousses nystagmiformes.

Pas de troubles trophiques ni sphinctériens. Pas de pied bot caractéristique.

Intelligence intacte, parole scandée et traînante, rire spasmodique.

Évolution. — Depuis l'entrée du malade jusqu'à sa mort, on constate des modifications assez importantes : augmentation de l'incoordination aux membres supérieurs, disparition complète des réflexes tendineux. Augmentation de la scoliose dorsale ; la respiration devient très fréquente à type diaphragmatique. Douleurs fulgurantes augmentent puis disparaissent. La parole devient inintelligible, le rire spasmodique continuel. La névrite optique à droite augmente, le signe d'Argyll-Robertson devient très net. On n'a pas retrouvé de nystagmus dans les derniers examens. La gêne respiratoire va en augmentant ; suffocation avec arythmie cardiaque ; mort très rapide en juillet 1900.

Autopsie. — Hyperémie des méninges et de la substance cérébrale et médullaire, principalement au niveau du bulbe. Cerveau et cervelet normaux de dimensions et d'aspect ; protubérance et bulbe un peu grêles. Moelle extrêmement petite et aplatie surtout à la région dorsale ; racines postérieures surtout lombaires et sacrées grises et atrophiées. Les sections de la moelle à l'état frais montrent les cordons postérieurs et les cordons antéro-latéraux gris et translucides.

Le plancher du quatrième ventricule, les ventricules cérébraux sont couverts de granulations épendymaires.

Les pièces sont mordancées par les sels de chrome et les coupes pratiquées en séries aux divers étages de la moelle sont traitées par les techniques variées. Des coupes et circonvolutions cérébrales, du cervelet, de la protubérance, des muscles ont été également pratiquées.

Examen histologique. — *Écorce cérébrale*, absolument normale.

Écorce cérébelleuse et noyaux riches en réseaux myéliniques; les couches de cellules de Purkinje sont grandes et ont des prolongements nombreux (pas de prolifération interstitielle).

Les lésions occupent uniquement la moelle et la partie inférieure du bulbe. Dès la région olivaire moyenne on ne trouve plus rien d'anormal.

I. Étude des dégénérations de la moelle

A. *Cordons postérieurs*. — Ils sont atteints dans toute leur hauteur jusqu'au bulbe avec prédominance des lésions à la région sacrée et lombaire.

Au niveau de l'émergence de la IIIe sacrée les fibres à myéline ont disparu dans la zone de Lissauer (fibres courtes de Singer et Münzer); de même les fibres radiculaires qui occupent la zone cornu-radiculaire, les bandelettes externes, et les champs postérieurs ont à peu près disparu. Par contre la région cornu-commissurale et une région à contours mal délimités située de chaque côté du septum médian et atteignant le bord supérieur de la moelle, et dont la forme est plus ovalaire que triangulaire présentent encore des fibres saines en grande quantité. En remontant vers la moelle lombaire la dégénération s'accuse : toute l'étendue des cordons postérieurs est démyélinisée, à l'exception de la zone cornu-commissurale très bien conservée et de quelques fibres tassées au voisinage du septum médian. A la partie supérieure de la moelle lombaire, la zone cornu-radiculaire, la zone de Lissauer même apparaissent déjà notablement plus colorées par la méthode de Weigert-Pal; les fibres arquées (sensitivo-réflexes de Kölliker) et celles plus supérieures destinées aux colonnes de Clarke reparaissent à ce niveau plus abondantes, quoique très diminuées de nombre; plus bas, elles étaient presque totalement détruites.

A la partie inférieure de la moelle dorsale (XIIe D) la dégénération respecte seulement la partie la plus externe de la zone cornu-radiculaire (faisceau à grosses fibres) et la région cornu-commissurale plus quelques fibres tassées vers la région du septum médian (fin du centre ovale de Flechsig). Vers la 10ᵉ racine dorsale on commence à apercevoir nettement au sein du tissu de sclérose une zone saine en forme de croissant dont la concavité regarde la substance grise postérieure et qui semble correspondre à la virgule de Schültze. En même temps la zone cornu-radiculaire, la zone des bandelettes externes sont plus épaisses, les fines fibres de la zone de Lissauer elle-même commencent à se montrer assez nombreuses. Plus on monte, plus cet aspect s'accentue : à la région dorsale supérieure la zone la plus interne de la bandelette externe correspondant aux fibres longues des régions plus bas situées est seule encore fortement atteinte; ailleurs la sclérose est discrète et très diffuse. A la région cervicale sclérose intense du faisceau de Goll représentant ici la dégénération des fibres longues des racines inférieures de la moelle; les autres régions du cordon postérieur sont presque normales; peut-être les fibres fines de la zone de Lissauer sont-elles encore raréfiées, et au centre des bandelettes externes il existe une tache de sclérose légère. Au collet du bulbe, on voit surtout la dégénération centrale de forme triangulaire à base étroite située à la périphérie de la moelle, restant de la dégénération du faisceau de Goll et une bande étroite de la région radiculaire moyenne.

B. *Racines postérieures*. — Leurs lésions sont exactement au prorata de celles des cordons adjacents. Dégénération presque totale des racines sacrées et lombaires portant sur les fibres de tout calibre; moins accentuée à la région dorsale inférieure et moyenne à peine visible au niveau de la septième racine cervicale, la dégénération a à peu près disparu dans la portion supérieure du renflement.

C. *Substance grise centro-postérieure*. — La hauteur des cornes postérieures est diminuée dans des proportions considérables. Son atrophie est encore plus grande que celle des cordons postérieurs, et cette rétraction surtout règle la forme aplatie si particulière de la moelle. Les fibres à myéline y sont rares et cette démyélinisation tranche nettement avec l'état des cornes antérieures fortement colorées sur les coupes traitées par le Weigert-Pal. La sclérose porte également sur les faisceaux des fibres radiculaires, principa'ement sur les fibres sensitivo-réflexes de Kœlliker et sur le fin reticulum qui entoure les cellules nerveuses. Les colonnes de Clarke sur toute leur hauteur sont presque dépourvues de fibres à myéline, envahies par une sclérose dense et leurs cellules outre l'atrophie individuelle ont subi une diminution de nombre considérable avec disparition presque complète à certains niveaux. Il en est de même du reste pour presque tous les groupes de cellules cordonales substance gélatineuse de Rolando, base de la corne postérieure) atrophiées et raréfiées.

D. *Cordons antéro-latéraux.* — a) *Faisceau pyramidal.* — Le faisceau de Türck est nettement dégénéré du collet du bulbe jusqu'à la partie supérieure de la moelle dorsale; quant au faisceau croisé, la limitation de sa dégénérescence est bien moins nette que dans une dégénération secondaire d'hémiplégique; elle se perd insensiblement dans le cordon antéro-latéral, celui-ci étant presque partout atteint d'une manière diffuse, sauf à la phériphérie de la substance grise antérieure et dans l'espace rentrant entre les cornes antérieure et postérieure (faisceau de Bruce). — Cette dégénération du faisceau pyramidal croisé, augmente d'intensité au fur et à mesure que l'on se rapproche de la partie inférieure de la moelle, à mesure donc qu'il diminue d'étendue (démyélinisation d'ailleurs partout trop accusée dans ce cas pour qu'on puisse voir dans cette sclérose la disparition des seules fibres étrangères au faisceau pyramidal).

b) *Faisceau cérébelleux direct.* — Il est dégénéré dans toute sa hauteur, mais il conserve encore un assez grand nombre de fibres saines jusqu'à la région supérieure de la moelle dorsale; à la région cervicale, dégénération bien plus complète.

c) *Faisceau de Gowers*. — A partir de la dixième racine dorsale environ, on aperçoit en avant du faisceau cérébelleux une tache de sclérose d'emblée très intense, située à la périphérie de la moelle et qui s'enfonce en coin vers la corne antérieure de la substance grise. Cette zone dégénérée s'étend au fur et à mesure que l'on monte à la région dorsale supérieure, elle a la forme d'une virgule renversée dont la convexité épouse les contours de la moelle et dont la tête est en contact avec la fin du faisceau cérébelleux direct moins altéré. A la région cervicale la pointe de la virgule s'élargit et va rejoindre le faisceau de Türck.

E. *Racines antérieures*. — Saines partout.

F. *Cornes antérieures*. — Les groupes cellulaires sont régulièrement placés, normaux comme volume et nombre des cellules radiculaires. Ces cellules sont saines, munies de nombreux prolongements. Le reticulum myélinique des cornes antérieures est abondant, sauf au niveau de la corne latérale de la moelle dorsale et cervicale inférieure.

G. *Canal de l'ependyme*. — Il est dilaté à la région cervicale avec prolifération de son épithélium, au contraire obstrué par de nombreux éléments cubiques à la région sacrée. Il est partout entouré d'une riche prolifération névroglique fibrillaire et à son voisinage, on rencontre peu de fibres à myéline.

Bulbe. — Nous avons dit que les lésions s'arrêtaient au bulbe inférieur. Cependant, on doit noter une hyperplasie névroglique assez intense dans la région sous-pie-mérienne et sur le plancher du quatrième ventricule; on voit que les noyaux de Goll sont peu riches en fibres, ceux de Burdach, au contraire, sont sains comme fibres et cellules. Le ruban de Reil, les pyramides, les olives, la racine ascendante de la cinquième paire sont indemnes.

Il y a, en outre, un fait intéressant que voici : le faisceau solitaire et le noyau du pneumogastrique qui lui est adjacent sont dépourvus de fibres à myéline et envahis par une sclérose assez dense.

II. Nature du processus.

A. Névroglie. — On trouve dans les cordons postérieurs sur toute la hauteur et dans bien des points des cordons latéraux au niveau des endroits démyélinisés une hyperplasie névroglique dense ; cette sclérose conforme au type classique se montre aussi au sein de la substance grise postérieure, sur toute la hauteur des colonnes de Clarke. Une semblable sclérose s'observe également dans les racines postérieures.

Cette hyperplasie consiste en un feutrage diffus, très végétant, plus riche en fibres qu'en cellules ; les fibres sont de tout calibre, néanmoins celles d'un gros diamètre, sont les plus nombreuses et elles se déposent en faisceaux ondulés formant alors des *tourbillons* autour des vaisseaux. Dans la région où la sclérose paraît la plus ancienne, le feutrage est moins épais ou, du moins, les fibres sont plus fines, l'apparence se rapproche davantage de la sclérose tabétique ; ces mêmes points sont également moins riches en noyaux névrogliques. Il n'existe ni grandes cellules araignées, ni cellules à protoplasma abondant.

L'hyperplasie de la névroglie est également manifeste dans la couche sous pie-mérienne ; là on voit des pinceaux de fibres fines, végéter et former des intrications très fournies avec les fibres conjonctives de la pie-mère.

L'épendyme est proliféré, non seulement dans la moelle, mais encore au plancher du quatrième ventricule, à l'aqueduc de Sylvius et dans l'intérieur des ventricules cérébraux ; il y a de nombreuses granulations épendymaires semblables à celles que l'on observe dans certaines affections à prolifération névroglique intense comme la paralysie générale.

B. *Vaisseaux. Tissu conjonctif. Méninges.* — Les parois des vaisseaux sont généralement épaissies et leur calibre est souvent rétréci ; mais cet épaississement porte plutôt sur la paroi externe que sur la tunique interne. Les lésions vasculaires s'observent surtout dans les cordons postérieurs et les méninges. En certains points (collet du bulbe, cône terminal) les veines et les artères de la pie-mère sont épaissies et entourées d'une collerette de cellules rondes, sans cependant présenter de lésions de leur tunique interne. Les travées conjonctives émanées des méninges qui pénètrent la moelle au niveau des septa et accompagnent les vaisseaux, subissent des modifications analogues à celle de la névroglie : la sclérose est donc conjonctivo-névroglique.

Du côté des méninges notons des adhérences de la pie-mère à la moelle, en certains points avec épaississement fibreux surtout à la partie postérieure.

C. *Lésions parenchymateuses.* — Malgré la systématisation assez nette des lésions dégénératives, on trouve dans toutes les régions dégénérées, au sein du tissu de sclérose un nombre assez considérable de fibres à myéline relativement saines. Ces tubes nerveux sont contournés, repliés sur eux-mêmes et subissent en un mot, les mêmes variations de direction, les mêmes ondulations que les trousseaux névrogliques qui les accompagnent. Partout les gaines de myéline sont minces, plus minces assurément que dans une moelle normale.

Dans les régions sclérosées il est aisé de mettre en évidence un assez grand nombre de cylindraxes nus, plus ou moins atrophiés qui rappellent un peu ce qu'on observe dans les lésions de la sclérose en plaques.

Nous avons signalé plus haut les altérations des cellules de la colonne de Clarke et de la substance grise antéro-postérieure (atrophie simple ou pigmentaire du corps cellulaire ; disparition des cellules). — Par contre, les cellules radiculaires des cornes antérieures sont nombreuses et nullement altérées.

D. *Lésions des nerfs et des muscles :* Aucune lésion appréciable.

OBSERVATION III

(Philippe et Oberthur. *Ibid*, 1901.)

RÉSUMÉ CLINIQUE

R...., âgé de 10 ans, entre à l'hôpital des Enfants-Malades (service du Dr J. Simon).

Antécédents héréditaires. — Rien à signaler.

Antécédents personnels. — Fils unique, pas de convulsions, diarrhée fréquente. A 2 ans 1/2, affection oculaire indéterminée et douleurs dans les jambes. A 3 ans, pendant deux mois diarrhée dysentériforme à la suite de laquelle il marche mal ; les douleurs dans les jambes reviennent à la suite, il entre à l'hôpital.

État à l'entrée (1891). — Enfant strumeux, traces de blépharo-conjonctivite et de kératite, coryza chronique ; faciès asymétrique, physionomie peu intelligente, parole lente, saccadée.

Pas de nystagmus, ni de scoliose, ni de pied bot. Pas de troubles de la sensibilité, ni sphinctériens.

Réflexes rotuliens abolis ; mouvements des membres supérieurs normaux, station debout difficile ; mouvement d'oscillation de tout le corps. Signe de Rômberg très net. Démarche ébrieuse, chutes fréquentes. Après examen par J. Simon, Juliet-Rénoy, Charcot, Joffroy, le diagnostic de maladie de Friedreich a toujours été porté.

Évolution de la maladie. — Les membres inférieurs s'affaiblissent et les muscles s'atrophient ; le malade se traîne sur les ischions ; couché, les jambes peuvent à peine quitter le plan du lit. Pied creux, caractéristique en 1896. Sensibilité objective normale. Sensation de froid, quelquefois aussi sensation de chaleur et de piqûre à la région lombaire et aux mollets.

Œil. — Nystagmus transversal. L'enfant bave et ne peut plus siffler. L'embarras de la parole, la diminution de l'intelligence augmentent. Rire, pleurs et colère faciles. Saillie et déviation au niveau de la troisième vertèbre dorsale. Céphalalgie occipitale et vomissements. Urine souvent au lit. Constipation.

Mort subite après céphalée violente que l'examen nécropsique n'a pu expliquer.

Résumé histologique. — Cerveau, cervelet, pédoncules, normaux comme aspect et comme volume ; circonvolutions non altérées ; réseau myélinique bien développé ; pas de sclérose.

Moelle grêle aplatie, racines postérieures grises, surtout les racines lombo-sacrées ; cordons postérieurs, cordons antéro-latéraux, à leur périphérie et au voisinage de la moitié postérieure de la moelle, gris, translucides, fermes à la coupe.

I. — Topographie des lésions.

A. *Cordons postérieurs.* — La topographie des zones dégénérées est sensiblement la même que dans l'observation précédente, avec une intensité plus grande. Moelle sacrée et lombaire inférieure, lésions au maximum. Seule la région cornu-commissurale et une bande étroite de la zone cornu-radiculaire, principalement à sa partie antérieure sont bien conservées. Le long du septum médian on trouve, surtout au niveau du renflement lombaire, une traînée de fibres que l'on voit, sur une certaine hauteur, correspondre nettement au trajet endogène de la région. La zone de Lissauer, les zones radiculaires sont très pauvres en fibres ; disparition presque complète, et sur toute la hauteur de la moelle, des fibres sensitivo-réflexes de Kölliker.

La moelle dorsale inférieure est également pauvre en fibres ; cependant les zones radiculaires s'élargissent un peu ; la zone de Lissauer est moins sclérosée et, sur les coupes traitées par le Weigert-Pal, sans décoloration excessive, on voit nettement apparaître, vers la région dorsale moyenne, une série de tubes nerveux encore sains qui donnent

— 88 —

l'impression du faisceau en virgule de Schultze. A partir de
ce niveau jusqu'au collet du bulbe, les lésions sont tellement
identiques à celles de l'observation précédente, qu'il est inutile d'insister ; cependant il y a moins de tubes nerveux
conservés.

B. *Racines postérieures.* — Leur dégénération est en rap-
port avec le degré de dégénération des cordons postérieurs ;
très accusées à la moelle sacrée et lombaire, leurs lésions
dégénératives restent encore incontestables jusqu'au collet
du bulbe.

C. *Substance grise centro-postérieure.* — Atrophie et
dégénération des colonnes de Clarke, fibres et cellules,
comme de la substance gélatineuse de Rolando ; atrophie
inégalement répartie dans des groupes de cellules de
cordons.

D. *Cordons antéro-latéraux.* — a) *Faisceau pyramidal.* —
Sclérose du faisceau de Türck presque complète sur toute la
hauteur de la moelle cervicale, plus intense à droite qu'à
gauche. Le faisceau pyramidal croisé est pris d'une
manière plus intense, à mesure qu'on se rapproche de l'extrémité inférieure de la moelle, mais ses contours sont mieux
délimités et sa dégénération tranche ici plus nettement que
dans le cas précédent. D'ailleurs le faisceau fondamental est
ici complètement sain.

b) *Faisceau cérébelleux direct.* — Dégénération identique,
comme étendue et comme intensité, à celle de l'observation
précédente.

c) *Faisceau de Gowers.* — Même dégénération en forme
de virgule à la région dorsale moyenne ; elle affecte la disposition d'une bande périphérique se terminant en pointe, un
peu avant d'aborder le faisceau de Türck, dans les régions
supérieures de la moelle cervicale.

E. *Substance grise antérieure et racines antérieures.* —
Normales.

II. — Nature du processus.

La nature et la disposition de la sclérose sont identiques à celle du cas précédent. Mêmes tourbillons, même extension aux cornes postérieures, aux parties dégénérées du cordon antéro-latéral. L'altération des vaisseaux est moins avancée (péri-artérite légère, avec rétrécissement de calibre). Léger épaississement méningé, surtout postérieur. Les lésions des tubes nerveux, des cellules de la substance grise centro-postérieurs, sont les mêmes que dans le cas précédent. Du côté des ventricules et de l'aqueduc de Sylvius on constate la même sclérose végétante avec granulations épendymaires.

F. *Épendyme.* — Dilaté avec prolifération de son épithelium.

G. *Lésions bulbaires.* — Le réseau myélinique du noyau de Goll est pauvre, celui de Burdach semble moins atteint. Les pyramides bulbaires, la substance réticulaire grise sont légèrement dégénérées, au moins dans l'étage inférieur du bulbe; il en est de même jusqu'à la région olivaire moyenne, et au niveau de la racine de la cinquième paire qui présentent une légère décoloration ; plus haut le corps restiforme, les olives, le ruban de Reil, ne présentent aucune altération. Le faisceau solitaire ainsi que le noyau du pneumogastrique, sont sclérosés ; mais, cependant, ils sont moins atteints que dans l'observation II.

OBSERVATION IV

(Richardson. — *J. Boston, Soc. M. Sc.* 1898, p. 25-28, 3 pl.)

L'histoire de ce cas est digne d'intérêt. En 1885, dans le *Journal médico-chirurgical de Boston* (N° 15 oct., p. 161, vol. CXIII) le Dr Everett-Smith rapportait un cas d'ataxie héréditaire avec autopsie et constatait que c'était un des six cas semblables qui s'étaient rencontrés dans la même famille (le père et 5 filles). Ce cas observé par le docteur Smith est mentionné, dans les travaux sur l'ataxie héréditaire comme un exemple vraiment remarquable et typique de cette maladie. Le docteur Smith, dans ce même article, décrivait avec le plus grand soin, l'aspect et l'état général de l'aînée des filles qui était alors en vie et il écrit qu'elle offrait le plus complet développement de la maladie dans la série des cas qui viennent d'être indiqués. C'est cette fille qui fut autopsiée au mois d'octobre 1897, et dont je vais décrire aujourd'hui brièvement les lésions de la moelle épinière.

Voici quel était l'aspect général du corps : les membres étaient atrophiés : les pieds étaient en varus équin et il y avait une incurvation marquée de la colonne vertébrale. La moelle épinière était grêle et d'apparence atrophiée. La morphologie normale des renflements cervicaux et lombaires manquait tout à fait, mais le renflement lombaire était cependant plus près de la normale que le renflement cervical. Rien de remarquable dans le cerveau ni aux méninges. La moelle était plutôt petite. Les viscères n'ont été vus que sommairement et on n'y a trouvé aucune lésion.

La moelle épinière et le cerveau furent placés dans la formaline et de petits fragments furent placés directement dans l'alcool pour étudier les corps de Nissl. Les segments qui ont fourni les coupes histologiques (excepté, pourtant, les coupes pour l'étude spéciale de la névroglie) furent durcis par la méthode rapide de Weigert et colorés suivant la modification apportée par Pal à la méthode de coloration de Weigert pour les gaines myéliniques. Les coupes de névroglie furent durcies et colorées par la méthode de Mallory.

La moelle présente, à tous les niveaux, sous le microscope une masse irrégulière de cellules sans forme indéterminée au niveau du canal central. Ces cellules semblent se ramifier un peu dans la substance grise environnante. Dans la *région lombaire* le faisceau de Goll et celui de Burdach sont dégénérés d'une manière très sensible. Dans le faisceau de Burdach à sa partie inférieure, de chaque côté, et près de la substance grise, est un petit amas de tissu qui prend la coloration et contient quelques fibres nerveuses en apparence saines. Les zones à l'entour de la racine postérieure sont aussi moins sensiblement dégénérées que les autres portions des cordons postérieurs. La dégénérescence des faisceaux pyramidaux croisés est bien marquée, mais pas autant que celle du faisceau de Goll. Les racines postérieures offrent des signes de dégénérescence, les racines antérieures n'en offrent pas. Nous trouvons dans la *région thoracique* que les faisceaux de Goll et de Burdach sont dégénérés d'une manière marquée et offrent des amas semblables à ceux existant dans les cordons postérieurs de la région lombaire, où la résistance à la dégénérescence semble avoir été plus heureuse. Il y a un trajet distinct de dégénérescence comprenant les faisceaux pyramidaux croisés et une zone marquée de même dégénérescence à la place du faisceau cérébelleux direct. Il y a, de même, une zone de sclérose sur les bords du sillon médian antérieur à la place du faisceau pyramidal direct. Les racines postérieures et antérieures ne présentent aucune marque de dégénérescence.

La *région cervicale* montre les faisceaux de Goll et de Burdach en dégénérescence presque complète, sauf les zones autour de l'entrée des racines postérieures qui, de même que dans les segments précédents, semble avoir résisté à la dégénérescence mieux que les autres points de ces mêmes cordons. Il y a une large surface de dégénérescence bien marquée et comprenant le faisceau pyramidal croisé et le faisceau cérébelleux direct et touchant probablement le faisceau de Gowers. Au niveau du faisceau pyramidal direct, sur un côté des cordons antérieurs, il y a une marge de dégénérescence (?). Les racines postérieures et antérieures ne montrent aucune altération. Dans le bulbe il y a une dégénérescence marquée au niveau des pyramides antérieures et postérieures et elle est apparente à tous les niveaux.

Les lésions frappantes de la moelle épinière et du bulbe apparaissent donc comme une dégénérescence continue et symétrique dans les grands faisceaux moteurs et sensitifs. Cette dégénérescence est due à la prolifération de la névroglie, une sclérose névroglique pure. Une coupe d'une partie quelconque des faisceaux dégénérés, colorée par la méthode de Mallory, présente au microscope les particularités suivantes :

Coupe longitudinale. — Au lieu d'une masse de fibres nerveuses courant d'un bout à l'autre de la coupe, nous voyons des masses longues, ondulées, semblables à des cheveux, qui, à l'aide d'un fort grossissement semblent être des fibres de névroglie. Ce tissu, dans les points de dégénérescence, marquée, a occupé la place des fibres nerveuses dans une telle étendue que, dans certains champs, il est difficile de discerner une seule fibre nerveuse soit normale, soit dégénérée. Dans d'autres champs, une fibre nerveuse ou deux peuvent être vues se montrant au milieu des fibres de la névroglie.

Coupe transversale. — Cette coupe montre la fin des fibres de la névroglie avec quelques fibres nerveuses éparses, ponctuées çà et là à travers les sections. Par places il y a des masses de névroglie en tourbillons qui sont probablement dues à ce que, dans ces endroits, la coupe court parallèlement à la direction des fibres ondulées. Un grand nombre de corps amylacés sont présents dans toutes les coupes, et l'on n'observe aucune altération dans les vaisseaux sanguins.

OBSERVATION V

D. Greenlees et G. Purvie (Brain, 1901, n° 13.)
Anal. in Ann. di Nevrologia (Napoli, 1901; fasc. VI, p. 533).

Ces auteurs décrivent deux cas de paralysie de Friedreich (dont l'un avec autopsie) qu'ils ont pu étudier chez un frère et une sœur dans le Sud de l'Afrique. Ce sont les premiers cas de cette maladie décrits dans la région du Sud. Il n'existait pas d'antécédents héréditaires dans la famille des deux malades. Tous deux, l'un à 9 ans, l'autre à 12 ans, ont subi en même temps les atteintes d'une scarlatine, et durant cette maladie ils furent baignés un jour. C'est depuis cette époque que commencèrent graduellement l'hésitation et le trouble de la démarche. Depuis 4 ans, la paralysie et la contracture des membres étaient complètes. Le frère est toujours vivant, il a l'aspect et les manières d'un idiot; il ne parle pas, mais il comprend encore quelques paroles. Il est inhabile à faire aucun mouvement, les pieds sont en varus équin, et il offre une scoliose à la région dorsale. La majeure partie des réflexes cutanés sont abolis et les réflexes tendineux sont absents. Le sens musculaire est très altéré. Les doigts sont tenus en hyperextension, peut-être, par atrophie des interosseux. Il y a du nystagmus aux deux yeux; ce fait se note aussi chez la sœur qui avait encore des mouvements athétosiques aux doigts. Chez celle-ci se développèrent des troubles respiratoires et divers accidents, de la dysphagie, etc., et la mort survint neuf ans après l'apparition des premiers symptômes.

A l'autopsie, on nota une atrophie musculaire marquée, un pied bot varus équin; la moelle épinière très réduite de volume montrait, au niveau de la sixième vertèbre dorsale, une sclérose des cordons de Goll et de Burdach, de ceux de Gowers et de Flechsig. La colonne de Clarke présentait un écartement de ses fibres et des altérations de ses cellules. Intégrité de la zone de Lissauer. A la région dorsale les lésions sont moins évidentes, mais elles le sont davantage à la région lombaire. Une des cornes antérieures montrait une atrophie marquée d'un grand nombre de ses cellules nerveuses; l'autre corne antérieure était peu altérée. Absence dans beaucoup de cellules des corps de Nissl.

En outre, les cellules sont riches en pigment décrit par Colluci comme une dégénérescence globulaire jaune. Les noyaux des cellules sont déplacés. La moelle allongée présente une sclérose des faisceaux de Goll et des corps restiformes. Le nerf sciatique montre une atrophie de ses fibres, une augmentation du tissu conjonctif et d'autres altérations i.

Au sujet de la pathogénie de la maladie de Friedreich, les auteurs n'admettent pas la théorie vasculaire, parce que dans les cas examinés il n'existait pas d'altérations des vaisseaux; ils croient plutôt que cette maladie doit être interprétée comme un arrêt de développement de certaines fibres et cellules qui dégénèrent sous l'influence d'une infection aiguë intercurrente.

Vu la publication toute récente de ce cas et l'impression de notre travail étant déjà commencée, nous n'avons pas eu le temps de nous procurer le texte original et il ne nous a été possible d'en présenter qu'un résumé succinct. Nous tenons pourtant à souligner dans cette autopsie certaines lésions rarement observées dans la maladie de Friedreich : les altérations des cornes antérieures expliquant du reste l'atrophie musculaire remarquée chez la malade; et les lésions fines des cellules nerveuses, lésions mises en évidence par la méthode de Nissl.

DE L'ATAXIE HÉRÉDITAIRE. — *Type Friedreich.* — *Type Marie.* — *Remarques anatomiques.* — Hérédo-ataxie cérébelleuse et maladie de Friedreich peuvent être considérées comme deux formes de l'ataxie héréditaire en prenant ce mot dans un sens plus général que de coutume. Cette opinion, qui est celle de Londe, est admise par la grande majorité des auteurs.

Dans l'une, la maladie commencerait par le cervelet, dans l'autre elle débuterait par la moelle et chacune d'elles pourrait se localiser à l'organe primitivement atteint. Il nous paraît donc intéressant de faire ici un parallèle entre l'anatomie pathologique de l'une et de l'autre; nous n'ignorons pas que ce parallèle a déjà été tracé de main de maître dans la thèse remarquable de Londe (De l'hérédo-ataxie cérébelleuse, Thèse Paris, 1855), travail sérieux et qui nous a bien facilité notre tâche; mais outre que cette étude nous semble un complément naturel de la description de l'anatomie pathologique de la maladie de Friedreich, nous nous efforcerons d'apporter quelques points nouveaux, notamment d'insister à notre tour sur les types de transition empruntant leurs caractères anatomiques à l'une et à l'autre de ces deux maladies, types qui sont beaucoup plus fréquents que l'on ne croit.

On peut caractériser anatomiquement en quelques mots l'hérédo-ataxie cérébelleuse et la maladie de Friedreich ; dans la première : atrophie du cervelet, pas de lésions médullaires ; dans la seconde : lésions de sclérose médullaire, cervelet presque toujours intact.

L'anatomie pathologique de la maladie de Friedreich nous est connue, nous n'y reviendrons pas ; mais il nous semble utile de rappeler en quelques lignes en quoi consistent les altérations de l'hérédo-ataxie cérébelleuse. Le fait fondamental, anatomique, sur lequel est basé cette entité morbide est l'atrophie du cervelet. En dehors de cette donnée constante les autopsies de Fraser, Nonne, Menzel ne fournissent que des renseignements variables. Le degré maximum d'atrophie que l'on ait constaté est une réduction de moitié ; dans le cas de Fraser, cet organe pesait 81 gr. au lieu de 160. L'atrophie est générale ou partielle ; en tous cas les parties les plus respectées sont précisément celles qui se développent le plus tôt ou qui s'enveloppent le plus tôt de myéline. L'atrophie serait égale des deux côtés, sans prédominance unilatérale et sans changement de forme. Les altérations histologiques de

la substance grise consistent dans une diminution
du nombre des cellules de Purkinje, diminution qui
n'a pas été trouvée par Nonne ; pour Menzel les
cellules qui restent sont normales ; pour Fraser
elles seraient atrophiées avec disparition du noyau ;
enfin aucune trace de sclérose. La moelle ne
présenterait aucune lésion microscopique ; il n'en
fut observé ni dans le cas de Nonne, ni dans celui
de Fraser.

Si tout se bornait à la netteté de ce tableau schématique, l'anatomie pathologique de ces deux
maladies serait enfermée dans des limites bien
tranchées et l'opinion tendant à les faire rentrer
dans le même cadre nosologique, moins facilement
soutenable. « Mais ce qui montre bien qu'il s'agit
là d'un même groupe morbide c'est que l'hérédo-
ataxie cérébelleuse peut se compliquer de lésions
médullaires, de même que la maladie de Friedreich
peut s'accompagner d'une atrophie du cervelet.
Il est impossible même que le système cérébello-
médullaire tout entier soit pris en même temps chez
le même malade » (Londe).

Nous avons déjà parlé des deux observations
publiées l'une par Menzel, l'autre par Nonne.
Cliniquement les deux malades auxquels elles se
rapportent appartenaient à l'hérédo-ataxie cérébelleuse ; or, nous avons vu que l'autopsie avait
montré pour le premier cas, en plus des lésions
typiques de cette dernière maladie, une sclérose
médullaire combinée, lésant cordons postérieurs,
faisceaux pyramidaux croisés, cérébelleux direct,

colonnes de Clarke, en un mot l'ensemble des lésions qui constituent l'anatomie pathologique de la maladie de Friedreich. Dans le second cas cette sclérose combinée n'existait pas, mais il y avait une atrophie marquée de la moelle.

En regard de ces deux observations nous rappellerons le cas de Clarke dont on trouvera le résumé succinct dans le tableau annexé à la fin de ces pages; cette observation présentait le tableau clinique de Friedreich à peu près au complet sauf en un point : les réflexes étaient conservés avec leur caractère normal. A l'autopsie, lésions médullaires typiques de la maladie de Friedreich, mais en plus une petite tumeur arrondie comprimant la moitié droite du cervelet. Ce cas nous semble des plus intéressants car il présente l'allure d'un type de transition au double point de vue anatomique et clinique. Au point de vue clinique par la conservation des réflexes, toujours supprimés dans la maladie de Friedreich, exagérés dans l'hérédo-ataxie type Marie ; au point de vue anatomique par la présence de lésions cérébelleuses, surajoutées aux lésions médullaires.

Enfin nous ajouterons une nouvelle observation publiée par Meyer (The Morbid Anatomy of a case of hereditary ataxy. Brain, 1857) et dont les lésions anatomiques empruntent leurs caractères à la fois au tableau anatomo-pathologique de l'ataxie type Friedreich et type Marie.

OBSERVATION RÉSUMÉE

Femme de 63 ans; premier symptôme de la maladie à 43 ans; consistant en ataxie des membres inférieurs; la marche de l'affection a été lente; la malade a pu marcher longtemps sans aide sur une surface plane, mais devait aller très lentement; grande incertitude dans les mouvements. Mains très atteintes, travaux délicats très difficiles. Vision affaiblie seulement. Parole lente, mais distincte. État général très bon. Réflexes rotuliens exagérés. Pas de troubles sensitifs.

La malade reste dans cet état pendant 4 ans, la maladie ne faisant que des progrès très lents. Baisse de plus en plus notable de la vue. Ptosis partiel et relâchement des muscles fasciaux. La malade est morte à 67 ans d'une entérite tuberculeuse qui a duré plusieurs mois.

Autopsie. — N'a pu être faite qu'avec de grandes difficultés. Le cerveau n'a été remis que dans un état très délabré. Aucune donnée sur l'anatomie macroscopique. Le cervelet était ramolli au centre (probablement altération cadavérique). Moelle bien conservée.

Examen histologique. — *Technique.* — Pour l'étude des corps amyloïdes, rapide fixation dans la liqueur de Müller, durcissement dans l'alcool; coloration à l'hématoxyline de Boehmer. Les autres fragments durcis dans la liqueur de Müller ont été les uns colorés par une solution à 1 % de carminate de soude, déshydratés et montés à l'ordinaire, les autres colorés par la méthode de Weigert modifiée par Wolters pour les gaines myéliniques.

Moelle épinière. — Les divers diamètres de la moelle ne sont pas diminués. Les coupes colorées à l'hématoxyline de Boehmer montrent un nombre considérable de corps amyloïdes dans toute l'étendue de la moelle. Dans la moelle sénile, on retrouve ces mêmes corps amyloïdes, mais en nombre beaucoup moins considérable. La pie-mère est épaissie, les vaisseaux peu altérés ; la névroglie quelque peu hypertrophiée dans la couche sous-pie-mérienne.

Région lombaire. — Racines normales ; cordons postérieurs normaux, à part un léger épaississement des travées névrogliques. Substance grise normale. Cordons antéro-latéraux plus denses près de la substance grise.

Région thoracique. — La seule lésion importante est dans les cellules de la colonne de Clarke ; ces cellules sont très diminuées de nombre ; celles qui subsistent présentent les lésions décrites par Marinesco dans la paralysie générale : cellules vésiculaires, noyau rejeté à la périphérie en forme de croissant. On observe en outre quelques cellules rétractées dans lesquelles aucune différenciation n'est possible. Les cellules normales sont en très petit nombre. Aucun doute que ces lésions ne dépendent des altérations du faisceau cérébelleux direct, décrites plus loin. Aucune lésion dans les cordons postérieurs et antéro-latéraux, à part un léger épaississement de la névroglie.

Région cervicale. — Les cordons postérieurs présentent une zone de dégénérescence près de la partie moyenne du sillon médian postérieur. La partie superficielle du cordon de Goll est atteinte quoique moins profondément ; la zone de transition entre le cordon de Goll et celui de Burdach est éclaircie. La névroglie est nettement hyperplasiée ; les vaisseaux sanguins un peu plus larges et entourés d'épais vaisseaux de névroglie.

En somme, lésions plus diffuses et moins nettes que dans le tabes.

Diminution du volume du faisceau cérébelleux direct avec épaississement de la névroglie. Léger épaississement névroglique dans le faisceau pyramidal direct, moindre dans le faisceau pyramidal croisé. Il est presque impossible de reconnaître le faisceau de Gowers. Substance grise.

ZONE DE TRANSITION ENTRE LA MOELLE ET LE BULBE. — Extension des lésions précédentes. Pyramides fort peu altérées ; légère dégénérescence des cordons postérieurs. Dégénéres-

cence incomplète du faisceau pyramidal direct des deux
côtés. Larges travées névrogliques et épaississement bien
limité de la couche névroglique marginale.

Bulbe. — L'aire du faisceau cérébelleux direct continue
ses lésions et disparaît dans le corps restiforme. Olives
normales. Pyramides un peu moins épaisses.

Cervelet. — Arbre de vie un peu atrophié. Diminution de
nombre des cellules de Purkinje.

En résumé, il n'y avait pas de lésions cérébelleuses cir-
conscrites; certaines parties de la moelle et du bulbe en
relation avec le cervelet ont été trouvées malades. Enfin,
la moelle dans son ensemble présentait une augmentation de
la névroglie superficielle, un nombre considérable de corps
amyloïdes, comme on le voit à l'état sénile, dans la maladie
de Parkinson, etc.

De longs commentaires sont ici inutiles; l'existence de cas
intermédiaires, de types de transition nous semble assez
évidente, il apparaît donc au point de vue nosographique,
que l'on devrait dire avec Meyer, et c'est l'opinion de Londe,
ces deux maladies méritent d'être gardées sous le nom de
générique d'hérédo-ataxie; l'une, la maladie de Friedreich
devra être diagnostiquée dans les cas où les désordres com-
menceront avec des symptômes spinaux; l'autre, l'hérédo-
ataxie type Marie sera en cause dans les cas qui débuteront
par des signes cérébelleux.

INDICATIONS BIBLIOGRAPHIQUES	AUTOPSIE	MOELLE ÉPINIÈRE		BULBE	CERVELET	CERVEAU
		SUBSTANCE BLANCHE	SUBSTANCE GRISE			
I. Friedreich (1er cas). *Virchow's Archiv*, Bd XXVI, S. 391, XXVII, S. 1, 1863.	Dure-mère épaissie. Cordons postérieurs de la moelle plus foncés, indice de dégénérescence; s'arrête à la partie inférieure du bulbe. Moelle lombaire macérée et ramollie.	Cordons postérieurs, complètement dégénérés, présentent un tissu fibrillaire fin, à fibres longitudinales. Cordons antéro-latéraux normaux.	Substance grise normale. Racines postérieures atrophiées. Atrophie des tubes nerveux dans quelques nerfs périphériques.	La dégénérescence des cordons postérieurs s'arrête à la moitié inférieure du 4e ventricule.	Normal.	Normal.
II. Friedreich (3e cas). *Virchow's Archiv*, Bd XXVI, S. 391; XXVII, S. 1, 1863.	Méninges épaissies, distendues par un léger épanchement. Moelle inférieure aplatie.	Cordons postérieurs dégénérés; présentent un tissu strié à fibres longitudinales. Disparition des éléments nerveux dans les cordons latéraux (partie postérieure).	Substance grise normale. Racines postérieures atrophiées. Sclérose des troncs nerveux périphériques.	Partie inférieure seule dégénérée.	Normal.	Normal.
III. Friedreich (1er cas) (Ibid).	Méninges à adhérences filamenteuses. Moelle dorsale aplatie.	Mêmes lésions que dans l'autopsie précédente.	Deux canaux longitudinaux parallèles de chaque côté près de l'épendyme. Mêmes lésions des racines et des nerfs périphériques.	Partie inférieure seule dégénérée. En outre: épendyme du 4e ventricule épaissi.	Normal.	Normal.
IV. Friedreich et Schultze (6e cas). *Virchow's Archiv*, Bd LXX, S. 110.	Méninges épaissies et adhérentes entre elles. Moelle petite et grêle.	Dégénérescence des cordons postérieurs et latéraux (partie postérieure). Légère dégénérescence des cordons antérieurs.	Substance grise atrophiée. Cellules de la colonne de Clarke moins nombreuses. Racines postérieures atrophiées. Ganglions spinaux normaux. Nerfs périphériques normaux.	La sclérose s'arrête à la pointe du calamus scriptorius.	Normal.	Normal.
V. Schultze, *Virchow's Archiv*, Bd LXXIX, S. 132.	Moelle mince et aplatie. Pie-mère épaissie et opaque.	Cordons postérieurs et latéraux sclérosés. Légère sclérose à la partie supérieure des cordons antérieurs.	Substance grise: (?) Colonne de Clarke sclérosée. Racines postérieures atrophiées. Ganglions spinaux normaux.	Normal.	Normal.	Normal.
VI. Newton Pitt. *Guy's Hospital Reports*, 1887, p. 369.	Moelle très petite. Méninges normales.	Cordons postérieurs sclérosés. Zone marginale de Lissauer intacte. Faisceaux pyramidaux croisés sclérosés. Faisceaux cérébelleux directs sclérosés.	Colonne de Clarke dégénérée. Atrophie des racines postérieures.	Normal.	Normal.	Normal.
VII. Rutimeyer (1er cas). *Virchow's Archiv*, Bd CX, S. 215.	Moelle et bulbe très petits. Arachnoïde et pie-mère épaissies. Racines postérieures minces.	Dégénérescence des cordons postérieurs. Zone de Lissauer peu altérée. Dégénérescence de la région postéro-externe des cordons latéraux. Maximum des lésions à la région dorsale inférieure.	Substance grise intacte. Cellules de la colonne de Clarke atrophiées. Racines postérieures dégénérées.		Normal.	Normal.
VIII. Rutimeyer (2e cas). *Virchow's Archiv*, Bd CX, S. 215.	Mêmes altérations microscopiques.	Même dégénérescence des cordons postérieurs et de la région postéro-externe des cordons latéraux. Zone de Lissauer intacte.	Substance grise intacte. Colonnes de Clarke atrophiées.			

INDICATIONS BIBLIOGRAPHIQUES	AUTOPSIE	MOELLE ÉPINIÈRE		BULBE	CERVELET	CERVEAU
		SUBSTANCE BLANCHE	SUBSTANCE GRISE			
IX. Leteille et Vaquez. *Mém. de la Soc. de Biologie*, 22 février 1890.	Moelle petite. Méninges rouges à vaisseaux gorgés de sang.	Sclérose complète des cordons postérieurs. Zone de Lissauer atteinte. Sclérose légère à la périphérie des cordons latéraux. Maximum des lésions à la région dorsale.	Substance grise normale. Colonnes de Clarke dégénérées. Racines postérieures atrophiées.			
X. Blocq et Marinesco. *Archives de Neurologie*, mai 1890.	Moelle diminuée de volume. Méninges intactes. Les sections de la moelle montrent une teinte gris translucide dans les cordons postérieurs.	Même sclérose des cordons postérieurs et latéraux. Zone de Lissauer intacte. Vaisseaux dilatés. Tractus pie-mériens épaissis.	Colonnes de Clarke dégénérées. Racines postérieures atrophiées. Ganglions spinaux légèrement atteints.	Les lésions disparaissent au-dessus de la décussation des pyramides.	Normal.	Normal.
XI. Guizetti. *Il Policlinico*, 1894, p. 498.	Moelle petite.	Cordons postérieurs sclérosés, mais centre ovale de Flechsig intact. Zone de Lissauer atteinte. Sclérose des faisceaux pyramidaux croisés, cérébelleux direct et de Gowers. Cordons antérieurs intacts.	Cornes postérieures atrophiées. Racines postérieures dégénérées. Colonnes de Clarke dégénérées. Atrophie des cellules des ganglions spinaux. Atrophie des nerfs périphériques. Canal de l'épendyme peu perméable.	Sclérose des noyaux de Goll et de Burdach. Quelques fibres dégénérées dans les pyramides antérieures.	Normal.	Normal.
XII. Mirto. *Giornale del Assoc. dei Medici e Naturali.* Ann. IV, 1893.		Mêmes lésions que pour le cas précédent.	Amincissement du réticulum nerveux des cornes antérieures et postérieures, et atrophie de leurs cellules. Maximum des lésions à la région dorsale. Les autres altérations comme dans le cas précédent.			
XIII. Burr. *University Medical Magazine.* Philadelphie, juin 1894.		Sclérose des cordons postérieurs, faisceaux pyramidaux croisés et cérébelleux direct jusqu'à la région cervicale. Sclérose du faisceau pyramidal direct depuis la région dorsale moyenne jusqu'à la région cervicale.	Légère atrophie des cornes antérieures et postérieures. Dégénérescence des racines postérieures. Canal de l'épendyme oblitéré.			
XIV. Dana. *Postgraduate*, New-York. Vol. XI, n° 7, 1896.	Moelle petite, aplatie d'avant en arrière. Pie-mère épaissie.	Mêmes lésions que pour le cas précédent. Mais intégrité du faisceau pyramidal direct.	Dégénérescence modérée des cornes postérieures.			

INDICATIONS BIBLIOGRAPHIQUES	AUTOPSIE	MOELLE ÉPINIÈRE		BULBE	CERVELET	CERVEAU
		SUBSTANCE BLANCHE	SUBSTANCE GRISE			
XV. SIMON et PHILIPPE, Progrès Méd., 1897, n° 36.	Rien à l'œil nu dans le cerveau et le cervelet. Moelle très grêle, surtout dans sa moitié postérieure.	Sclérose des cordons postérieurs, faisceaux pyramidaux croisés et cérébelleux direct, maximum à la région dorsale. Dégénérescence du faisceau pyramidal dans la région dorsale supérieure. Zone de Lissauer atteinte. Présence dans les cordons postérieurs d'un tissu de sclérose tourbillonnant. Vaisseaux peu altérés, un peu de périartérite.	Atrophie des cornes et des racines postérieures. Colonnes de Clarke altérées. Méninges épaissies.			
XVI. AUSCHER. Archives de Physiologie, 1853.	Moelle petite. Méninges saines.	Sclérose des cordons postérieurs. Zone de Lissauer intacte. Cordons antérieurs et latéraux normaux.	Colonnes de Clarke atrophiées. Racines postérieures dégénérées, antérieures normales. Épendyme obstrué par des cellules épithéliales.		Petit, mais normal.	Petit.
XVII. BONNUS. Nouvelle Iconographie de la Salpêtrière, 1858, n° 3.	Cerveau et cervelet normaux. Moelle petite surtout à la région dorsale inférieure. Racines postérieures grêles.	Sclérose des cordons postérieurs, faisceaux pyramidaux croisés et cérébelleux direct. Centre ovale de Flechsig intact. Zone de Lissauer atteinte. Sclérose du faisceau pyramidal direct à la région cervicale. Méninges saines. Vaisseaux intra-médullaires un peu épaissis.	Cornes postérieures atrophiées. Cellules des colonnes de Clarke altérées. Racines postérieures dégénérées. Nerfs périphériques dégénérés.	Sclérose des faisceaux de Gall et de Burdach, au niveau du collet du bulbe. Au-dessus bulbe normal.	Normal.	Normal.
XVIII. CLARKE. Brit. Med. Journal, 1891.	Cerveau normal. Méninges saines. Une tumeur ronde comprime la moitié droite du cervelet. Moelle normale à l'œil nu, mais diminuée de volume.	Mêmes lésions, mais plus diffuses. Pas de lésions du faisceau pyramidal direct.	Colonnes de Clarke normales. Épendyme entièrement obstrué par des cellules. Nerfs périphériques sains. Racines postérieures dégénérées.		La partie comprimée par la tumeur est détruite. Atrophie du reste.	Normal.
XIX. MACKAY. Brain, Part IV, 1878. Pathology of a case of Friedreich's disease.	Encéphale et méninges crâniennes normales. Bulbe un peu petit. Moelle très petite et méninges rachidiennes épaissies (surtout la dure-mère).	Mêmes lésions, maximum à la région dorsale inférieure. Sclérose du faisceau pyramidal direct de D à C. Zone de Lissauer atteinte.	Colonne de Clarke atrophiée. Cornes postérieures et racines postérieures sclérosées. Épendyme obstrué par des cellules.	Partie inférieure, dégénérescence du faisceau de Gall, plus légèrement du faisceau de Burdach, du faisceau cérébelleux direct et des pyramides. Noyaux des paires XII et X normaux. Au-dessus du calamus bulbe normal.	Normal.	Normal.

INDICATIONS BIBLIOGRAPHIQUES	AUTOPSIE	MOELLE		BULBE	CERVELET	CERVEAU
		SUBSTANCE BLANCHE	SUBSTANCE GRISE			
		Observations doutenses				
I. Kohlen et Puck. *Archiv für Psychia-trie*, Bd., VIII, S. 251.	Moelle petite. Adhérences de la dure-mère à la pie-mère.	Mêmes lésions des cordons postérieurs et latéraux. Cordon antérieur dégénéré du côté droit.	Racines postérieures atrophiées.	Normal.	Normal.	Normal.
II. Brouss. De l'Ataxie héréditaire. Thèse. Montpellier, 1884.		Mêmes altérations des cordons postérieurs et latéraux. Faisceau de Türck intact. Sclérose autour de la corne antérieure	Cornes antérieures atteintes. Épendyme enflammé obstrué par des cellules embryonnaires.	Sclérose légère de la pyramide postérieure.	Normal.	Normal.
III. Everett Smith. *Boston Med. and Sur-gical Journal*. Octobre 1885.	Moelle asymétrique et petite. Méninges injectées et adhérentes à l'os.	Mêmes lésions des cordons postérieurs et latéraux. Faisceau pyramidal direct atteint.	Cornes antérieures et postérieures atrophiées. Racines postérieures sclérosées.			
IV. Erlicki et Rubal-kin. *Archiv für Psychia-trie und Nerven-krank*, XVII.	Méninges adhérentes entre elles.	Cordons postérieurs sclérosés. Faisceaux pyramidaux croisés moins sclérosés.	Racines postérieures presque disparues.		Petit, mais nor-mal.	Petit.

CONCLUSIONS

I. — Au point de vue de la *topographie* des lésions :

Il est possible d'établir à côté de la *série de Friedreich* dressée par Soca pour la symptomatologie, une série parallèle se rapportant à l'anatomie pathologique.

1. Lésions constantes
{
Sclérose des faisceaux de Goll et de Burdach avec une intensité toujours plus grande au profit du premier ;
Atrophie des cornes et des racines postérieures.

2. Lésions presque constantes.

Sclérose du faisceau cérébelleux direct.

Sclérose du faisceau pyramidal croisé et du faisceau de Gowers.

Altérations épendymaires (variables comme nature d'un cas à l'autre).

Absence habituelle de lésions cérébelleuses.

3. Lésions moins fréquentes

Sclérose du faisceau pyramidal direct.

Atrophie des cornes antérieures.

Lésions des ganglions spinaux et des nerfs périphériques.

Lésions des méninges.

II. — L'inégale atteinte des racines et des cordons postérieurs n'existe pas dans presque tous les cas ; on ne peut donc trouver là une cause probable de l'intégrité de la sensibilité dans la maladie de Friedreich.

III. — L'existence de lésions du cervelet à côté de lésions médullaires chez un sujet ayant présenté les principaux signes de la maladie de Friedreich permet de considérer ce cas comme un type de transition entre cette maladie et l'hérédo-ataxie cérébelleuse.

IV. — Au point de vue *histologique* : il est difficile à l'heure actuelle de se prononcer entre les deux

théories de la sclérose névroglique pure et de la
sclérose conjonctive commune ; il est probable
cependant, que chacune d'elles contient une bonne
part de vérité et que la sclérose est à la fois conjonctive et névroglique, mais avec une forte prédominance de la névroglie dans les cordons postérieurs ;
les altérations des vaisseaux et des tractus pie-
mériens étant peu marquées dans ces mêmes
cordons.

INDEX BIBLIOGRAPHIQUE

Les astérisques indiquent les noms des auteurs que nous avons
consultés dans le texte.

————

1. * Marius Carré. — De l'ataxie locomotrice progressive. Thèse Paris, 1862.

2. Vulpian. — Maladies du système nerveux, t. I, p. 245,
1879; t. II, p. 226-239, 1886.

3. * Brousse. — De l'ataxie héréditaire. Thèse Montpellier, 1882.

4. * J. Teissier. — Communication à la Société Médicale
de Lyon, *Lyon Médical*, 1884.

5. Charcot. — *Progrès Médical*, 1884.

6. —   *Progrès Médical*, 1887, n° 23, p. 453.

7. —   *Gazette des Hôpitaux*, 1887, n° 52, p. 413.

8. —   Leçons du mardi, 1887-1888, 12e leçon,
p. 175 et 238.

9. Raymond. — Dictionnaire encyclopédique des Sciences
Médicales. Article *Tabès*, t. XV, 1885.

10. * Cuche (Jules). — Étude sur la maladie de Friedreich.
Thèse de Lyon, 1887, 50 p., n° 385.

11. Newton-Pitt. — On a case of Friedreich's disease;
its clinical history, with *post mortem* appearances.
Guy's Hosp. Reports, London, 1887, 3 s., XXIX,
367-398.

12. RICKLIN. — Sur le *paramyoclonus multiplex*. (*Paramyoclonus multiplex* de Friedreich). *Gaz. Méd. de Paris*, 1888.

13. * BLOCQ. — Les nouveaux faits de maladie de Friedreich. *France Médicale*, Paris, 1888, 1, 597-602.

14. * JOFFROY. — Sur la maladie de Friedreich. *Bulletin Médical*, Paris, 1888, p. 247.

15. * JOFFROY. — Observation de la maladie de Friedreich. *Bull. et Mém. Soc. Méd. Hôp. de Paris*, 1888, 3. s., V. 88.95.

16. DE Si. — *Bull. de la Soc. de Méd. et de Chir. de Rio-de-Janeiro* (1888).

17. ORMEROD. — Some further observation on Friedreich's disease. *Brain*, London, 1887-1888, X, 461-473.

18. CHARCOT. — Maladie de Friedreich. *Praticien*, Paris, 1888, XI, 379-380.

19. SOCA. — Etude clinique sur la maladie de Friedreich. Thèse, Paris, 1888, 192 p., n° 17.

20. LADAME. — La Maladie de Friedreich. *Rev. Méd. de la Suisse romande*. Genève, 1889, IX, 397-452-629.

21. WEIGERT. — Sur l'histologie pathologique de la névroglie. *Centralbl. für Allgem. path.*, etc., 1890, p. 729.

22. * DÉJERINE et LETULLE. — Sur la nature de la sclérose des cordons postérieurs dans la maladie de Friedreich. *Semaine Médicale*, Paris, 1890, X, 81.

23. * DÉJERINE et LETULLE. — *Comptes rendus Soc. de Biologie*, Paris, 1890, 9. s., II, 127-135.

24. * DÉJERINE et LETULLE. — Etude sur la maladie de Friedreich (sclérose névroglique pure des cordons postérieurs). *Médecine Moderne*, 17 avril 1890, n° 17, 1 pl.

25. * DÉJERINE. — Sur les causes probables de l'intégrité de la sensibilité dans la maladie de Friedreich (Tabès et maladie de Friedreich, Analogies et différences anatomo-pathologiques entre ces deux affections). *Compt's rendus Soc. de Biologie*, Paris, 1890, 9 s. II. 105-108.

26. * Déjerine. — Sur les différences de l'état de la sensibilité dans la maladie de Friedreich et dans la maladie de Duchenne. *Ibid*, p. 120.

27. * Déjerine. — Sur une forme particulière de maladie de Friedreich avec atrophie musculaire et troubles de la sensibilité. *Ibid*, p. 42-53.

28. * Déjerine. — Notes sur l'anatomie pathologique de la maladie de Friedreich (à propos de la communication de M. Auscher). *Ibid*, p. 479.

29. * Blocq et Marinesco. — Sur l'anatomie pathologique de la maladie de Friedreich. *Comptes rendus Soc. de Biologie*, Paris, 1890, 9 s., II, 118-120. *Archives de Neurologie*, XIX, 331-364.

30. Brown. — *The Journal of nervous and ment diseases* (1890).

31* Letulle et Vagnez. — Un cas de maladie de Friedreich avec autopsie. — *Comptes rendus Soc. de Biologie*, 1890. Paris, 9. s. II, p. 21-27.

32* Auscher. — Sur un cas de maladie de Friedreich (sclérose névroglique pure ; étude histologique de la moelle épinière et des nerfs cutanés). — *Comptes rendus Soc. de Biologie*, Paris, 1890, 9 t. II, p. 475-479.

33* Denove. — Maladie de Friedreich. — *Gaz des Hôp.*, Paris, 1890, LXIII, 1065-1067.

34. Reblech. — Die amyloïdkörperchen des Nervensystems. *Iahrbuch f. Psysch.* Leipzig, 1892, X, p. 1-68.

35. Senator. — Sur l'ataxie héréditaire (Maladie de Friedrich). — *Berlin. Klin. Wchnschr.*, 1893, XXX, 489-1026. — *Ibid*, 1894, 639, 764.

36* Rauzier. — De la maladie de Friedreich. — *Montpellier Médical*, 1893, II, 725. 748.

37* Auscher. — Sur un cas de maladie de Friedreich avec autopsie. — *Archives de Physiol. norm, et pathol.*, Paris, 1893, 5 s., X. 340-350, 1 pl.

38. Moussous. — Maladie de Friedreich. — *Bull. et Mém. Soc. de Méd. et de Chir. de Bordeaux*, 1892, 3, p. 472-478.

39. Clarke. — A case of Friedreich disease or hereditary ataxia with necropsy. — *Brit. M. J. London*, 1894, II, 1294-1297.

40. Mirto. — Atassia di Friedreich e atassia volgare (ricerche anatomo-siologische). — *Gior. d'Ass. Napol. dei Medici e Naturalisti*. Napoli, 1893, 4, IV, 188-214, 1 pl.

41. Guizetti — Contributo all'Anatomia pathologica della Malattia di Friedreich). — *Policlin*, Roma., 1893, 4, I, 438-453, 1 pl.

42. Guizetti. — Lei alterazioni dei nervi periferici e dei ganglii spinali in un caso di malattia de Friedreich, loro rapporto con lei alterazioni delle radici spinali posteriori. — *Riforma Medica*, 1893.

43* Grasset et Rauzier. — Maladie de Friedreich. — Traité pratique des maladies du système nerveux, 1894.

44. Londe. — De l'hérédo-ataxie cérébelleuse. Thèse, Paris, 1895.

45* Chauffard. — Maladie de Friedreich ave attitudes athétoïdes. — *Semaine Médicale*, Paris, 1853, p. 409.

46. Ribel. — Contribution à l'étude de la maladie de Friedreich. Thèse de Paris, 1894, nº 177, 131 p.

47. Schultze. — Réponse au second article de Senator sur l'ataxie héréditaire (Maladie de Friedriech). — *Berlin. Klin. Wehnsch*, 1894, XXXI, 760-764.

48* Oulmont et Ramond. — Maladie de Friedreich et hérédo-ataxie cérébelleuse. — *Mercredi Médical*, Paris, 1895, VI, 1897-1889.

49* Brissaud. — Maladie de Friedreich et hérédo-ataxie cérébelleuse. — Leçons sur les maladies nerveuses, 1895.

50. Nolan. — *J. M. Sc. de Dublin*, 1895.

51* Lépine. — Maladie de Friedreich avec propulsion en avant. — *Revue de Médecine*, Paris 1896, XVI, 271

52. Dana. — A case of Friedreich's disease with autopsy. — Post.Graduate, New-York, 1896, XI, 328-331, 3 pl.

52. Raymond — Tabès juvénile et tabès héréditaire. — *Progrès Médical*, 1897, n⁰ˢ 32 et 33.

54* Meyer. — The morbid anatomy of a case of hereditary ataxy with an introduction by D⁰ Sanger Brown. — *Brain*, London, 1897, XX, 276-289.

55* Ribel. — Contribution à l'étude de la maladie de Friedreich. — *France Médicale*, Paris, 1897, XLIV, 298.

56. — Simon. — Un cas de maladie de Friedreich, avec autopsie et examen histologique. — *Progrès Médical*, Paris, 1837, 3ᵉ s., VI, 145-147.

57* Bonnus. — Contribution à l'étude de la maladie de Friedreich à début tardif. Thèse de Paris 1898, 72 p. 2 pl. 8⁰, Steinheil.

58. Tedeschi. — Die Friedreich'sche kränkeit ; kritisch und pathologische anatomische untersuchung. — Zieglers Beitrag zur path. Anat., 1896, XX p. 51.

59. Amouroux. — Essai sur l'étiologie et la pathogénie de la Maladie de Friedreich. Thèse Paris, 1898.

60* Richardson. — The lesions in the cords from a case of Friedreich's or hereditary atexia. — *J. Boston Soc. M. Sc.*, 1898-1899, 25-28, 3 pl.

61. Wickel. — Un cas de maladie de Friedreich. — *Münch Med., Woch*, 1900.

62. Pearce et Sivan. — Friedreich's disease with the report of a fatal case. — *Philadelphia M. J.* 1900, V, 1201-1202.

63. Graziani. — La Mallattia del Friedreich. — *L'arte médica*. Napoli, 1900, n⁰ 15, p. 234.

64* Vincelet. — Étude sur l'anatomie pathologique de la maladie de Friedreich. — Thèse Paris 1900, in-8⁰, n⁰ 420, 136 p., 10 fig.

65. Monacelli. — Sopra un caso di morbo di Friedreich, nota clinica. — Fabriano, Stab. lip. Gentile, 1900, in-8⁰, 10 p.

66. Kopczynski. — Ataxia herediteria s. morbus Friedreich. — *Gaz. lek. Warzawa*, 1900, XX, 1180-1185.

67. Hunter. — Case of Friedreich disease with atrophy in the left leg. — *Glaswog. M. J*, 1900, LIV, 375-380, 2 lig.

68. Schoenborn. — Mittheilungen zur Friedreich'schen ataxie. — *Neurol. Centralbl. Leipzig*, 1901, XX, 10-19.

69. Pritzsche. — Fortgeschritten Friedreich'schen krankeit bei idiotie mit 2 Geschwistern. — Thèse inaug., Marburg, 1901.

70. Biro. — Einige mittheilungen über die Friedreich'sche krankeit. — *Deutsche Zeitschr. f. Nervenh. Leipzig* 1901, XIX, 164-187.